クスリのことがわかる本

WHAT IS THE SUPPLEMENTS, CHINESE HERBAL MEDICINES AND MEDICINES?
Applied Sciences for Bioactive Substances in the co-medical field

クスリのことがわかる本

クスリを扱う人のための医薬品応用学

渡辺泰雄・梅垣敬三・山田静雄［編著］

内田信也・大柴吉文・小澁陽司・篠塚和正・堀 祐輔［著］

地人書館

編著者　梅垣敬三（うめがき・けいぞう）
　　　　　独立行政法人 国立健康・栄養研究所
　　　　　食品表示分析・規格研究部
　　　　　健康影響評価研究室長　薬学博士
　　　　山田静雄（やまだ・しずお）
　　　　　静岡県立大学教授　薬学博士
　　　　　薬学部薬剤学教室
　　　　渡辺泰雄（わたなべ・やすお）
　　　　　東京医科大学助教授　医学博士
　　　　　医学部薬理学教室
　　　　　中国医科大学客座教授

著　者　内田信也（うちだ・しんや）
　　　　　浜松医科大学助手　薬学博士
　　　　　医学部臨床薬理学講座
　　　　大柴吉文（おおしば・よしふみ）
　　　　　大柴医院院長　医学博士
　　　　　日本薬理学会栄誉会員
　　　　小澁陽司（こしぶ・ようじ）
　　　　　メディカルスクエア赤坂　内科医長
　　　　　財団法人日本がん知識普及協会　評議員
　　　　篠塚和正（しのづか・かずまさ）
　　　　　武庫川女子大学教授　薬学博士
　　　　　薬学部薬理学教室
　　　　堀　祐輔（ほり・ゆうすけ）
　　　　　蕨中央医院　サンファーマシー薬局長　医学博士
　　　　　帝京大学医学部第二生化学教室非常勤講師
　　　　（50音順）

はじめに

"クスリ"という言葉は、医薬品のみならずいろいろな意味を持つ。「ハナグスリを利かす」は、決して総合感冒薬の一種でもⅠ型アレルギー治療薬のことでもない。「クスリになる」といっても医薬品のことだけではなく、自分にとって利益となるようなさまざまな場合に使用する。このように、日本語の"クスリ"にはいろいろな意味が含まれているし、実際にわれわれの生理作用に影響を及ぼす"クスリ"も数え切れないほど存在する。

本書では、医薬品から機能性食品、さらには、癒しを求めた芸術まで、われわれの身体に何らかの生理機能的変化を及ぼすものを、漢字の「薬」ではなく"クスリ"という片仮名で表現している。そして、これらがいかなる相違・相関性を持つのか、どのようにして生理機能に影響を及ぼすのか、クスリを扱う人すべてに知ってもらえることを願って編集を試みた。

そのため、大学において研究・教育にあたる薬理学・薬剤学の専門家、研究所でクスリの相互作用の研究・分析を行なっている研究者、日頃からクスリに関する相談を受け懇切丁寧に説明している調剤薬局長、多様な意味を持つクスリによる総合的な診療をめざす若手医師、85歳にして現役で内科診療に携わる医師、と幅広い分野の著者に執筆をお願いした。各執筆者には、日頃実践しているクスリに対する知識や臨床経験から、自らの疑問点や問題点を取り上げ、さらには、クスリに対する間違った常識に対して、誰でも理解できるよう明解な解説を要請した。

現代は、機能性食品をはじめとして、各種のクスリが氾濫している。また、超高齢化社会への突入や医療費高騰の時代にあって「健康は自らが守らねばならない時代」との意識から、クスリの需要が拡大している。しかも、医薬品の販売までもが薬局以外でも可能となっている。このような時代に、セルフ・メディケーションという、あたかも「医療は自分の手で」というように

誤解されるような言葉がアメリカから輸入され、本物のクスリか怪しいクスリかわからない各種のクスリが、「自分自身＝セルフ」との解釈のもとに日本の社会に流通するようになっている。

セルフ・メディケーションの本場アメリカでは、以前から医療費が高く、一般の人々でも医薬品やクスリ、あるいはそれに相当するサプリメントに関して自ら学ばざるを得ない状況にあり、さらに、健康管理についても、いろいろな機関を通して基礎的な知識を得ようと積極的である。そのため、彼らは「アスピリン」という医薬品においても「解熱性鎮痛薬」と知っているだけではなく、その副作用や、どのような時に服用してはいけないか、などの知識を身につけている。このような基盤があってこそセルフ・メディケーションが生きてくるのである。

本書は、クスリをただ単に服用するだけでなく、どのように服用したら効果的か、医薬品の組み合わせ以外に組み合せていけないクスリがあるのか、いかにしたら効果的な効能が期待できるのか、など「医薬品の応用」についてまとめてある。また、これまで漠然と使ってきたかもしれない「医療用医薬品」、「一般用医薬品」、「漢方薬」、「医薬部外品」、「保健機能食品」といった用語の本質的意味内容を解説し、本当の意味のセルフ・メディケーションを実行可能とする基礎知識を提供している。

本書は、医師、薬剤師、看護師のみならず、クスリを取り扱っている方々のためのクスリの解説書であり、身近なところに置いて気軽に読んでいただきたい。そして、第7章にはQ＆A形式で、誤解されやすいクスリの常識についてまとめてある。実際に医療に携わる読者なら、これを実際の医療に役立たせてほしいし、一般の読者の方なら、"クスリのプロ"となっていただきたいと願っている。

2004年3月20日

編著者代表　渡辺泰雄

クスリのことがわかる本　目次

第1章　医薬品と漢方・食の考え方（渡辺泰雄）
――ヒトの体にとっての"クスリ"ってナニ？―― 15

- 1.1　はじめに　16
- 1.2　医薬品・医薬部外品とは？　18
  - 1.2.1　医薬品の位置づけ　18
  - 1.2.2　医薬部外品の定義　21
- 1.3　漢方　23
  - 1.3.1　漢方薬とは　23
  - 1.3.2　漢方薬の服用　26
- 1.4　食品　28
  - 1.4.1　食品と医療　28
  - 1.4.2　保健機能食品とは？　31
  - 1.4.3　特定保健用食品の申請と定義　33
- 1.5　まとめ　37

第2章　医薬品の吸収・分布・代謝・排泄（山田静雄、内田信也）
――ヒトの体に"吸収"され、"代謝"されるってナニ？―― 39

- 2.1　はじめに――クスリのたどる道のり　40
- 2.2　クスリは体の中に入らなくてはならない（吸収）　41
  - 2.2.1　体内に入るとは　41
  - 2.2.2　投与の方法と吸収　41

(1)　注射薬　41
　(2)　経口薬（経口投与）　41
　(3)　座薬（直腸内投与）　43
　(4)　軟膏薬・湿布薬・貼付剤　44
　(5)　吸入薬　44
　(6)　点眼薬　44
　(7)　点鼻薬・点耳薬　45
 2.2.3　吸収に影響する要因　45
 2.2.4　服用の仕方と吸収　45
　(1)　食後　45
　(2)　食前　46
　(3)　食間　46
　(4)　その他　47
2.3　クスリは作用部位に行かなくてはならない（分布）　47
 2.3.1　目的の部位に到達できるのはタンパク質と結合していないもの　47
 2.3.2　薬効を発揮させる部位への移行を調節する薬物送達法　48
 2.3.3　癌細胞へのターゲティング　48
 2.3.4　体の中の関所：血液脳関門と血液胎盤関門　49
2.4　クスリは体の中で分解される（代謝）　50
 2.4.1　クスリを無毒化するプロセス「代謝」　50
 2.4.2　代謝の個人差と人種差　51
 2.4.3　誘導と阻害　51
 2.4.4　腸肝循環と代謝　52
 2.4.5　プロドラッグ　52
2.5　クスリは体の外に出される（排泄）　53
 2.5.1　尿中排泄　53
 2.5.2　年齢と排泄　54
2.6　クスリの体内での動きを表わす（薬物動態）　54
 2.6.1　薬物動態とは　54

2.6.2　血中濃度の有効域と副作用域　55
2.6.3　薬物動態を表わすパラメーター　56
2.6.4　血中濃度を決める要因　57

第3章　医薬品・漢方薬・食品と健康危害（梅垣敬三）
——ヒトの体にとって"安全性"ってナニ？——　61

3.1　はじめに　62
  3.1.1　安全とは　62
  3.1.2　投与量と作用の関係　63
  3.1.3　毒性試験とその内容　64
  3.1.4　臨床試験　68
3.2　医薬品が関係した健康危害　68
  3.2.1　サリドマイド事件　69
  3.2.2　スモン事件　69
  3.2.3　薬害エイズ事件　70
  3.2.4　クロロキンの事例　71
  3.2.5　ソリブジンの事例　71
3.3　漢方薬が関係した健康危害　72
  3.3.1　アリストロキア酸による腎障害について　72
  3.3.2　小柴胡湯による間質性肺炎について　74
  3.3.3　生薬製剤による副作用　75
3.4　食品が関係した健康危害　76
  3.4.1　品質に関連した事例　76
  3.4.2　違法に医薬品が混入された事例　78
  3.4.3　医薬品との相互作用を起こす食品の事例　79

第4章　医薬品の相互作用（篠塚和正）
——"クスリ"になるものの取り合わせってナニ？——　85

4.1　はじめに　86

4.2 併用の目的　87
　4.2.1　主作用の増強　88
　4.2.2　副作用の軽減　89
4.3 薬物相互作用の種類　90
　4.3.1　協力作用(synergism)　90
　4.3.2　拮抗作用(antagonism)　90
4.4 薬物相互作用の機序と起こる部位　91
　4.4.1　物理化学的相互作用　92
　4.4.2　薬物動態学的相互作用　92
　4.4.3　薬理学的相互作用　93
4.5 薬物相互作用の各論　95
　4.5.1　吸収における相互作用　95
　4.5.2　分布における相互作用　96
　4.5.3　代謝における相互作用　98
　4.5.4　排泄における相互作用　100
　4.5.5　薬理学的相互作用　101
4.6 化学療法薬の相互作用　105
　4.6.1　薬効の強化　105
　4.6.2　抗菌スペクトルの拡大　105
　4.6.3　副作用の軽減　105
4.7 薬物食物相互作用の実例　106
　4.7.1　飲酒(アルコール)と薬物の相互作用　106
　4.7.2　吸収過程での食物と薬物の相互作用　106
　4.7.3　代謝過程での食物と薬物の相互作用　107
　4.7.4　薬理的作用を有する食物成分とクスリの相互作用　108
　4.7.5　食物と薬物　109
4.8 おわりに　109

目　次

第5章　医薬品に限らないクスリと医療（小澁陽司）
——入院患者が本当に必要な"クスリ"ってナニ？——　111

5.1　はじめに　112
5.2　治療としての食事と機能性食品　113
　5.2.1　食事　113
　5.2.2　機能性食品　116
5.3　治療としての癒し　121
　5.3.1　芸術　121
　5.3.2　動物　124

第6章　医薬品の基本的知識（堀　祐輔、大柴吉文）
——意外に知らない"クスリの話"ってナニ？——　129

6.1　はじめに　130
　6.1.1　似ているけど違うもの　130
　　（1）医薬品　131
　　（2）医薬部外品　131
　　（3）化粧品　131
　　（4）ダイエット食品や健康食品　132
　6.1.2　医薬品開発の流れ　132
　　（1）基礎研究　132
　　（2）非臨床試験……動物実験(3〜5年)　132
　　（3）臨床試験……治験(5〜7年)　133
　6.1.3　クスリの効き方　134
　6.1.4　クスリは安全　135
6.2　飲み合わせ　135
　6.2.1　クスリどうしの飲み合わせ　136
　6.2.2　アルコールや食品との飲み合わせ　137
　　（1）アルコール　137

目　次

　　(2) 食品　138
　6.2.3　クスリの服用と妊娠初期から出産までの注意　139

第7章　医薬品常識テスト（大柴吉文、堀　祐輔、渡辺泰雄）
―― "クスリ"の正しい知識と扱い方ってナニ？――　151

Q.01　錠剤は、噛み砕いて飲むと早く効く？　155
Q.02　水の代わりにコーヒーやジュースで薬を飲んでもいい？　155
Q.03　牛乳と一緒に飲むと良くないクスリがある？　156
Q.04　錠剤やカプセルなら水なしで飲んでもかまわない？　156
Q.05　クスリは寝たままより起きて飲んだ方がいい？　156
Q.06　タバコはクスリの効き目に影響する？　156
Q.07　かぶれで軟膏薬を使うときには、よくすりこむとよい？　157
Q.08　軟膏薬は保護作用があるので、日焼けはしにくくなる？　157
Q.09　ステロイドは強すぎるので、病院からもらっても使わない方がよいときがある？　157
Q.10　「食間」服用とは、食事の途中でクスリを飲むこと？　158
Q.11　多少古いものでも未開封のクスリなら大丈夫？　158
Q.12　漢方薬は、食前に飲むのが基本である？　158
Q.13　漢方薬には副作用がない？　159
Q.14　葛根湯は寝る前に飲まない方がいい？　159
Q.15　同じ病気なら、家族で同じ薬を飲んでもさしつかえない？　159
Q.16　漢方薬は体にやさしいので、併用しても問題ない？　160
Q.17　漢方薬は発現が遅いので、1ヵ月は服用しないと本当の効果はわからない？　160
Q.18　風邪のときは、水分や栄養補給のために、スポーツドリンクやジュースをなるべく多くとる？　161
Q.19　医者に診てもらう時間がないので、とりあえず市販薬を多めに飲んで治そうと思う？　161
Q.20　解熱性鎮痛薬は腹痛にも鎮痛効果はある？　161
Q.21　医療機関の料金はいつでもどこでも同じなのだから、気軽に救急車で病院に行くのが得だ？　162

目　　次

- Q.22　睡眠導入剤は、服用方法を間違えたり多く飲みすぎると、記憶がなくなることがある？　162
- Q.23　ドリンク剤は、用法では通常1日1本となっているが、効果を出すために朝と夕に1本ずつ飲む。また、毎日続けて飲んだ方が効果的だ？　163
- Q.24　男性でも、服用するクスリによっては胎児に影響を与えることがある？　163
- Q.25　妊婦はカルシウムが不足しがちなので、クスリで補充してもよい？　163
- Q.26　家で血圧を測定するときより、病院で測定するときの方が高く出るため、その高い値を基準にクスリを処方されるとクスリが強すぎると思うので、少なくして飲んでいる？　164
- Q.27　赤ちゃんにクスリを飲ませる方法がある？　164
- Q.28　抗アレルギー薬は胃潰瘍にも効く？　165
- Q.29　抗生物質と健胃薬を一緒に服用してもよい？　165
- Q.30　予防接種を受けた日に入浴を控えるのは、注射口や接種された傷口からの感染を防めである？　166
- Q.31　頭痛が解熱性鎮痛薬で治まっても、問題がある？　166
- Q.32　栄養機能食品と医薬品の併用には特に問題はない？　166
- Q.33　夏の暑いときのスポーツでの飲料は、スポーツドリンクが最適である？　167
- Q.34　トローチを噛み砕くのは良くない？　167
- Q.35　ステロイド剤は副作用が強いので、絶対に拒否すべきである？　167
- Q.36　食後の服用を忘れたときに、次回の食後にまとめて服用するのは良くない？　168
- Q.37　予防接種を何回も受けることは、結局は医師への支払を多くするためである？　168
- Q.38　座薬の解熱鎮痛薬を、熱が上がるたびに何度も適用するのは良くない？　169
- Q.39　生後半年以内の赤ちゃんの発熱は、微熱でも早めに座薬で熱を下げるべきである？　169
- Q.40　解熱性鎮痛薬と抗生物質の組合せは注意すべきである？　170
- Q.41　クスリは、苦ければオブラートやカプセルに包んでしまうと飲みやすく、効果的である？　170
- Q.42　タバコの喫煙や副流煙で癌になるのは、ニコチンが原因である？　170
- Q.43　消化性健胃薬の一つであるヒスタミン2型拮抗薬（H2ブロッカー）とアルコールの併用は、その効果をなくさせる？　171

本書で使用される用語・表記について

（1）巻頭の「はじめに」にもあるように、本書では、医薬品から機能性食品、また、癒しを求めた芸術までを含めて、ヒトの身体に何らかの生理機能的変化を及ぼすものを、総称として"クスリ"という片仮名で表現している。

（2）「座薬」は、日本薬局方の「坐剤（Suppositories）」という表記（「製剤総則」）に従えば、「坐薬」と表記すべきであるが、今日の一般的な慣用に従い、本書中では「座薬」と表記している。

（3）ワルファリンとワーファリンのように、一般名（正しくは、ワルファリンカリウム Warfarin Potassium）と商品名（エーザイの製品名は、ワーファリン Warfarin）で表記が微妙に異なる場合、その文脈に従って、そのまま表記している。

第1章　医薬品と漢方・食の考え方
―― ヒトの体にとっての"クスリ"ってナニ？ ――

渡辺泰雄

第1章　医薬品と漢方・食の考え方

1.1　はじめに

　太古の時代から、人類は「病」という難敵と戦ってきた。この戦いは壮絶なものであり、時として多くの仲間や家族を失うことにもなった。そのため、人類は何らかの手段によってこの種の難敵と立ち向かい、自らのみではなく家族や仲間の勝利を得るために手段を講じて戦うことになる。この手段の一つとして、「クスリ」の発見がある。

　実際、紀元前に「クスリ」と記述されたものの中に、現在までほぼ同様の使い方で医療に用いられているものがあることは驚きでもある。このような体験に基づいた「クスリ」を科学的に実証し、効能効果や安全性を追究した結果、現在では、自ら熟慮し捜し求めることなく、薬局や薬店に出向けば簡単に「クスリ」は手に入るわけである。しかし、遠い昔においては、おそらく何かの偶然で秘薬や伝承薬となったり、あるいは、猿や動物が、自分の傷を癒すために服用・塗布などしていた「天然物質」があり、それを人類の知恵を持って加工したり煎じたりして、しだいに「クスリ」に発展させたものと思われる。そのような「クスリ」は各国に存在し、ことに、ヨーロッパ、インド、中国など、長い歴史のある国家には、独自の「クスリ」やそれらを用いた独特の治療法が存在している。これらの医療を用いることにより、難敵からの攻撃をかわしてきたのである（図1.1）。

　すなわち、「クスリ」とは、生体に取り入れられることにより、何らかの生理作用を促し、病から体を守ろう、とするものである。もちろん、時として「クスリ」は副作用を発現してリスクを伴うことも忘れてはならない。ここで問題が生じる。それならば、医薬品もハーブ類も栄養機能食品も、みな「クスリ」なのか？　一つの例が、ワインに含有されているポリフェノールは血圧を下げるという。ワインは「クスリ」ではないが、ポリフェノールは「クスリ」らしい。ホントだろうか？

　一般的にいうならば、何らかの効能効果が得られるならば「クスリ」と

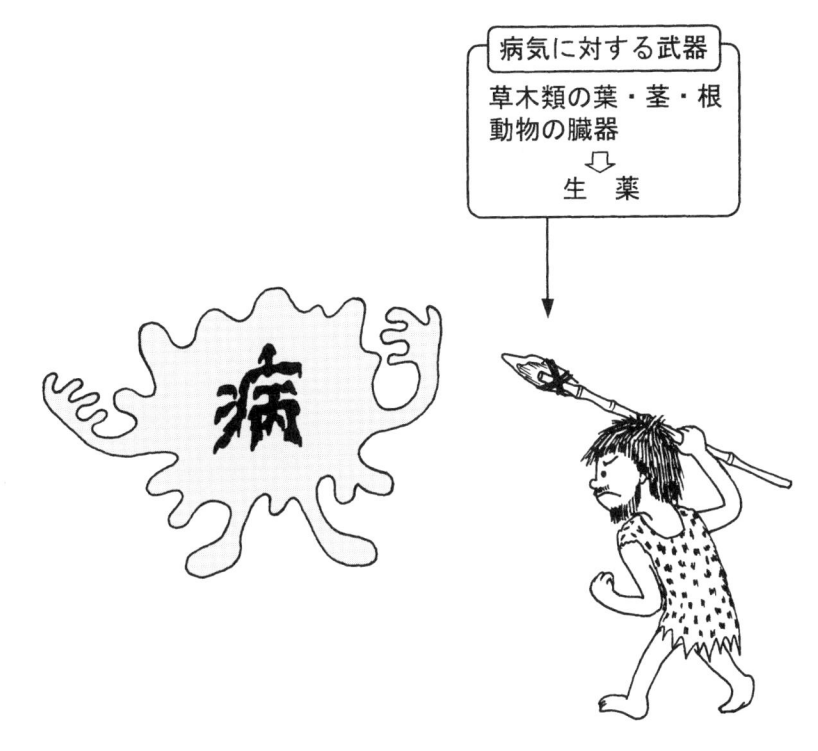

病気に対する武器
草木類の葉・茎・根
動物の臓器
⇩
生　薬

図1.1　「病」との戦いの中からクスリが生まれてきた。

呼んでもよいと思われるが、実際には法律上で禁止されている。現在、新聞や雑誌で「〇〇を飲んだら癌が消えた」というような宣伝を見るが、これは違法である。すなわち、「医薬品」として認可された物質や、厚生労働省が認めたある種の食品のみ、それらが持つ効能効果を全面的に示すことが可能なのである。

　それでは「医薬品」とは何か？　そして、その「医薬品」を指定する法律とは何か？　さらに、効能効果が示せる食品とは何か？　それらを検討してみよう。

第1章　医薬品と漢方・食の考え方

1.2　医薬品・医薬部外品とは？

1.2.1　医薬品の位置づけ

　1886年（明治19年）、長与専斎（ながよせんさい）が、わが国では最初の「医薬品」に対する法律書である『第一版 日本薬局方』を完成させた。これは、この時代、先進各国に追いつくため、各国からいろいろな文化を取り寄せるとともに、医療の分野においても、技術のみならず医薬品も輸入を急がせた結果、粗悪品やまがい物が横行しはじめたことへの対策の一つであった。従来からの日本では、いわゆる、中国由来や伝承薬である漢方薬を中心とした医薬品が多く、化学的な医薬品はほとんどなかった。そのため、ヨーロッパの先進文明諸国からさまざまな医薬品が輸入されていたが、生産国での品質規格がまちまちであったため、同じような薬物に品質の悪いものも含まれていた。そこで、医薬品を規制するための法律である「薬局方」づくりが始まったのである。

　現在の薬局方には、重要な医薬品の品質、純度、強度の基準を定めるための試験法を規定し、しかも、製法、性状、常用量（薬理効果が最も確実に安全に発現する服用量）や、極量（薬理効果を最大限発現させる服用量、時として期待する薬効以外の効果の発現もあるので注意が必要）も記載されている。すなわち、薬局方は安全な医薬品の製造や使用に関する指導書的役割を有しているのである。

　ここで、すでに気づかれていると思うが、「薬局方」は法律に相当する基準であるが、「薬局法」とは書かない。呼び方は「ヤッキョクホウ」である。この謂れについては諸説があるが、「方」の意味は「法律」のみではなく、むしろ、薬物などの「方向性」、「用法」や「方法」が本当らしい。一方、「医薬品、医薬部外品、化粧品および医療用具の取り扱いや品質、有効性、および安全性の確保、ならびに、研究開発の促進」などについての法律を記述したものが「薬事法」である。この薬事法の第2条に「医薬

品」の定義が以下のように記してある。

　この法律で「医薬品」とは、次の各号に揚げるものをいう。
　一　日本薬局方に収められている物
　二　人又は動物の疾病の診断、治療又は予防に使用されることが目的とされている物であって、器具器械（歯科材料、医療用品及び衛生用品を含む。以下同じ。）でないもの（医薬部外品を除く。）
　三　人又は動物の身体の構造又は機能に影響を及ぼすことが目的とされている物であって、器具器械でないもの（医薬部外品及び化粧品を除く。）

　すなわち、「人又は動物の疾病の診断、治療又は予防に使用され」たり、「人又は動物の身体の構造又は機能に影響を及ぼす」もののみでは、正式な医薬品ではないのである。たとえ、ソバ類が血圧を下げようが、キノコ類が生活習慣病に効果を示そうが、これらは「日本薬局方」に掲載されていないならば「医薬品」ではない。この点はよく注意しておかないといけない。この章の冒頭にも述べたように、最近の新聞広告やテレビなどで「○○は抗癌作用を示した」とか「○○は糖尿病患者への福音ともなるべき特効作用を持つ」といった表現は、本来、薬事法違反である。なぜなら、「医薬品」ではないものに「薬効」は認められてはおらず、これらの表現は「詐欺的行為」だからである。表1.1に、今後使用するに当たっての注意勧告や、時としては罰則の与えられる誇大表示例を示すが、厚生労働省は、「医薬品」以外のもので表現があまりにもあくどい商品に関しては、厳しいメスを入れることを明言している。これは当然の処置である。

　効果のない高価なものを購入して服用し、病状を悪化させてしまう例は、枚挙に暇がない。さらに、このような表現で消費者をだまし続けると、「医薬品」ではないが素晴らしい効果を有する本物のサプリメントも、すべて同じという印象を与えてしまう。これらを防ぐためにも、「医薬品」ではないもので良い効果を有する品物を持っている業者は、むしろ、自ら

第1章　医薬品と漢方・食の考え方

表1.1 医薬品とまぎらわしい誇大表示や誤認させるおそれのある表示

① 公的機関による認証・推薦を受けたかのような表示
② 医師等の診断・治療等によることなく治療できるかのような表示
③ 最上級またはこれに類する言葉を用いた表示
④ 健康保持・増進効果等にかかわる伝聞ほかの曖昧な表示
⑤ テレビ・ラジオ放送における誇大な表現
⑥ 科学的根拠が明確でない健康保持と増進効果等の表示
⑦ テレビ・ラジオ放送内容を引用した店頭表示
⑧ 他制度に基づく認証・推薦・特許等が表示されているが、その認証等が健康保持・増進効果等にかかわるものでない場合
⑨ 「好転反応」に関する表現により、健康保持・増進効果等を表示
⑩ 含有する成分が効果があるものでも、実際には有効性を示すだけの含有量になっていない

　立ち上がって悪質な表現を駆逐し、自浄効果を持たねばならない。1.4.2項では「保健機能食品」の説明も加えるので、これらの議論はここまでにしたい（図1.2）。

　「医薬品」といっても用途によって各種の区分がなされるが、その中では、クスリの効力や治療での使用において「医療用医薬品」と「一般用医薬品」との区分がある。医師の処方箋をもとにして調剤される医薬品類は前者であり、処方箋を必要としないで薬局や薬店で購入可能な医薬品類が後者である。一般的にいって、「医療用医薬品」は、治療目的とする病気が専門的でむずかしいもの、医薬品の効き目が強いもの、副作用（特にこ

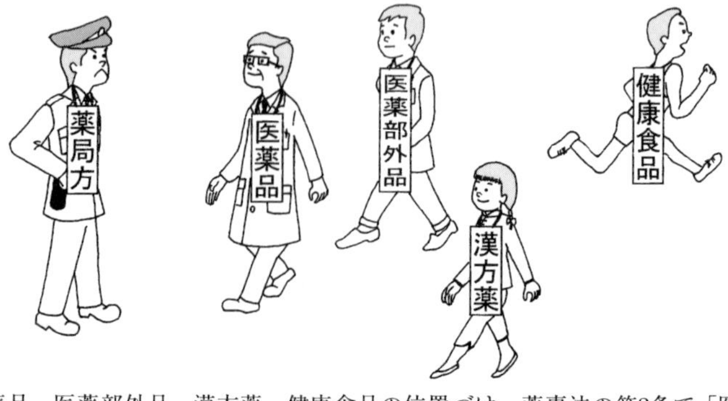

図1.2 医薬品、医薬部外品、漢方薬、健康食品の位置づけ。薬事法の第2条で「医薬品」が定義されている。

の場合は、薬物が本来有している作用の発現ではなく、人体に害を与える作用）が少なくないものなど、専門的な医療知識が低い者では取り扱いにくい医薬品である。しかしながら、これらの医薬品が長年使用され、ある程度の安全性や用法が確定したときに「一般用医薬品」となる場合も多い。

さて、それでは「医薬品」以外の「医薬部外品」とは何だろう？　薬局方にも「医薬品」と「医薬部外品」は区別して記述されている。まずは、薬事法から抜粋してみよう。

1.2.2　医薬部外品の定義

「医薬部外品」とは、医薬品でもなく化粧品でもなく人体に対する作用が「緩和」で、しかも、病気の診断や治療には用いられないものである（図1.3）。薬事法の第2条第2項には「医薬部外品」に関して以下のように述べられている。

> 次の各号に掲げることが目的とされており、かつ、人体に対する作用が緩和な物であって器具器械でないもの及びこれらに準ずる物で厚生大臣の指定するものをいう。ただし、これらの使用目的のほかに、前

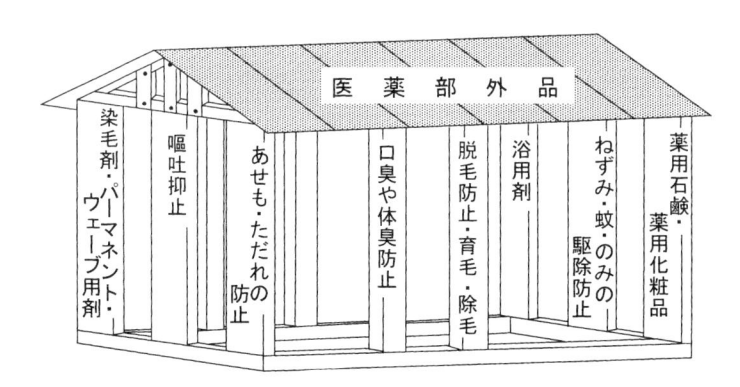

図1.3 医薬部外品の種類。医薬品でもなく化粧品でもなく人体に対する作用が緩和で、しかも、病気の診断や治療には用いられないものが医薬部外品となる。

項第二号又は第三号に規定する用途に使用されることも合わせて目的とされている物を除く。
　一　吐き気その他の不快感又は口臭若しくは体臭の防止
　二　あせも、ただれ等の防止
　三　脱毛の防止、育毛又は除毛
　四　人又は動物の保護のためにするねずみ、はえ、蚊、のみ等の駆除又は防止

文中の「前項第二号又は第三号に規定する用途」とは、医薬品としての疾病の診断、治療、予防や、身体の構造機能に影響を及ぼすような用い方を目的とされているものは除くことである。さらに、「医薬部外品」に準ずるものとして厚生労働大臣が指定するものは、以下のものがある。

（1）衛生上の用に供されることが目的とされている綿類（紙綿類を含む）、

（2）次に掲げる物であって、人体に対する作用が緩和なもの、
　① 染毛剤
　② パーマネント・ウェーブ用剤
　③ 法2条3項に規定する化粧品の使用目的のほかに、にきび、肌荒れ、かぶれ、しもやけなどの防止または皮膚もしくは口腔の殺菌消毒に使用されることもあわせて目的とされている物
　④ 浴用剤

効能としては、作用の緩和なもので、口臭、悪心・嘔吐の抑制（口中清涼剤）、わきがや汗の防止（腋臭防止剤）、あせもやおしめかぶれの抑止（てんか粉類）、育毛や発毛促進（育毛剤）、除毛（除毛剤）、毛染め（染毛剤）、ヒトに害を与えると思われる害虫やハエ、蚊、ノミなどの駆除や殺虫を目的としたもの（除虫、殺虫剤）、ひび、あかぎれ、にきびを防ぐ、肌荒れ、荒れ性を抑制する化粧品（薬用化粧品）、皮膚の清浄、殺菌、消毒を目的とした石鹸（薬用石鹸）、神経痛、リウマチ、湿疹防止のための

入浴剤（浴用剤）、その他、パーマネント・ウェーブのための溶剤、生理処理用ナプキン、清浄綿類がある。

このように、「医薬部外品」と「医薬品」との明確な違いは薬理作用の強さである。本質的には医薬品に準ずるもので、医薬品と同様に、有効性、安全性、品質を確かなものとするために、製造段階で厚生労働大臣の承認が必要であるなど、規制を厳格にしている。しかし、医薬部外品は、使用目的や使用方法、さらには作用の緩和性からも、化粧品と同様に自由に販売をしてもさしつかえないとされている。ただし、人に直接は使用されない殺虫剤や殺鼠剤などに関しては、誤用や誤飲などの事故に対して応急の処置が取れるようにするため、毒性を有する有効成分は表示対象成分とされている。

1.3　漢方

1.3.1　漢方薬とは

漢方薬はいまだに「効果の発現は遅いが、副作用はない（低い）」と信じられている。これは、むしろ漢方薬を専門としていない医師や薬剤師、さらには効果的な生薬の用量を適当に減量させている製薬会社の宣伝でしかありえない。実際、漢方薬もいわゆる「西洋型医薬品」と同様に服用後の薬理効果の発現は早く、当然、副作用も用量や服用時間などによって発現する。漢方薬は旧態依然とした薬物で、効能効果も太古の昔のごとくだと思われているならば、それはまったくの誤解というよりは無知である。漢方薬の奥深さを知ったときの治療効果は、西洋医薬（この言葉もかなり時代がかっているが）を越えるかもしれない。

漢方薬は、天然物質を基盤とした医薬品であり、各種の生薬が混合して治療薬として利用されているが、西洋医薬品もすべてが化学合成物質ではなく、基盤となる薬物は天然物から発展してきたものである。身近な例では、解熱性鎮痛薬として頭痛・歯痛・生理痛などに古くから使用されてい

るアスピリンは、柳の樹皮から分離抽出されたものであり、さらに、強力な鎮痛効果で、現在は癌末期の患者のターミナルケアの一端として使用されているモルヒネも、ケシの花からの抽出物質である。このように、漢方薬といえども明らかに明確な薬効を有する成分を含有する「医薬品」であることに違いはなく、「一般用医薬品」のみならず「医療用医薬品」としても汎用されている。漢方そのものは、主に中国・インドなどから日本に伝搬してきたものが根づいて発展してきているが、当然、今も中国・インド・ネパールなどでは独自の「漢方医療」が存在している。本章では、わが国における漢方医療の一端を紹介し、漢方薬の医療における貢献を探ってみたい。

　漢方薬は時として「同病異治」、あるいは「異病同治」とも呼ばれている（図1.4）。これは、まったく同じ病名にもかかわらず患者によって異なった漢方薬の使用があり、さらに、異なった病名の患者において同じ漢方薬の治療が行なわれていることもあるからである。また、漢方薬は、患者の体質や身体の各症状に合わせられるため、煎じたクスリとエキス剤を組み合わせて処方される場合もある。漢方医学は身体の各症状を重視した

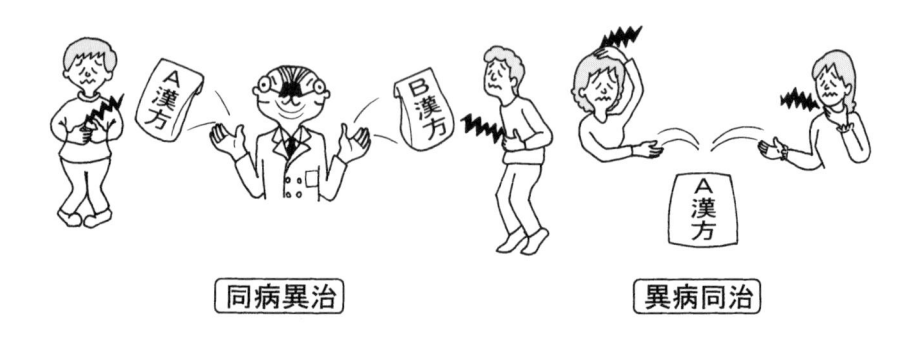

図1.4　「同病異治」と［異病同治］。同じ病名にもかかわらず患者によって異なった漢方薬の使用があり、さらに、異なった病名の患者において同じ漢方薬の治療が行なわれていることもある。

1.3 漢方

```
        漢 方 の 証
       ↗    ↑    ↖
  病人の証        薬方の証
       ↘    ↓    ↙
        方 証 相 対
```

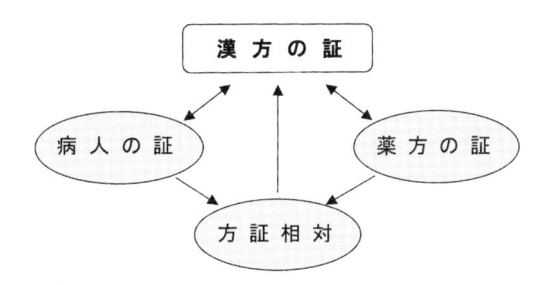

図1.5 漢方の「証」。病名にかかわらず患者個人の自覚症状と漢方的診察による他覚所見に加え、体質や体格などを考慮して特定の症候パターンを導き出す。

「病人を診る医学」であるのに対し、西洋医学は各疾患、病状などを重視することから「病気を診る医学」とされている。

漢方医学の治療は「証」が基盤となる（図1.5）。すなわち、病名が何であろうと、患者個人の自覚症状と漢方的診察による他覚所見を考慮し、さらに体質や体格などを観察した上で特定の症候パターンを導き出す。このことが「漢方の証」であり、漢方では病名がなく「病人の証」と「薬方の証」が相対しているのが特徴である。これを「方証相対」という。さらに、「証」には「実」と「虚」があり、体型・体質や身体的状態・活動性などから処方薬を決定する。この「証」に処方が合っていれば、慢性疾患でも2週間以内に効果が現われる。反対に、効果が現われない場合は「投与量」や「証」を再検討する必要がある。

このように、漢方医療では「漢方処方」が「証」に合うことが重要な鍵となる。一方、漢方治療において、「証」を間違えたため生じる副作用を「誤治」と呼び、医師の治療の誤りを指摘する。しかし、「誤治」でなくとも好ましくない反応が出る場合があり、これが副作用なのか、あるいは、瞑眩（治癒する過程に見られる一過性の症状の憎悪あるいは副反応）なのか判断しにくい場合がある。一般的な副作用は、胃部不快感・食欲不振・下痢などの胃腸障害として現われる（図1.6）。

第1章　医薬品と漢方・食の考え方

> 漢方薬も「証」が合えば治療期間は短い！
> 漢方薬にも副作用（瞑眩）があることを忘れない。

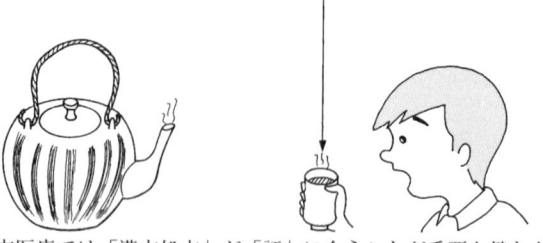

図1.6 漢方医療では「漢方処方」が「証」に合うことが重要な鍵となる。

1.3.2　漢方薬の服用

　漢方薬は前述したように、何種類かの生薬を混合させた漢方処方に、さらに複数の漢方薬を組み合わせて服用する。これらの生薬は、まさに葉や茎、根などの乾燥物であるから、煎じることにより服用可能となる。これは、現代においては時間の問題や服用の問題があり、一般的ではない。そのため、これらの生薬の抽出分であるエキス製剤が一般的となっている。しかしながら、それでも苦みや臭いが残っている。そこで、これらをオブラートに包んで服用すると、前述したように、これらの苦みや臭いが胃液分泌などを亢進させ、薬効を発揮することがある。また、お茶や牛乳などで服用すると、それぞれの成分であるタンニンやタンパク質が漢方製剤の成分と反応し、吸収性が低下することがある。そのため、一般的に漢方薬の服用は、ぬるま湯での服用が最も無難ということになる。

　漢方薬には独特の香りや苦味がある。これは、各種の生薬が配合され、それぞれの生薬が混じり合って臭いや味の変化が現れることによる。しかも、この香りや味が薬理効果と強い関連性を持つのである。興味あることに、健康な人では苦いとか嫌な臭いとか感じる漢方薬が、「証」に合った患者さんではむしろ何の抵抗もなく服用可能な場合がある。さらに、病状の回復に従って味覚が変わってくる。

　このように、漢方薬の味と香りが異なり、各病状に適することは、中国

思想の五行説に基づく。五行とは、すべての事物・現象を木・火・土・金・水の五つの属性に分類し、その相互関係を説明する方法論である。この中に五味などがある。五味には「酸・苦・甘・辛・鹹（かん）」があり、それぞれ以下のような内容を含んでいる（図1.7）。

「酸」は収斂作用があり、肝・胆・眼などの疾患に良い。下痢・寝汗などの症状を持つ人に奏効性がある。しかし、胃の「陽気」が少ない人が酸味のものを過食すると、反対に食欲減退が現われる。「苦」は消炎・健胃作用があり、心臓・小腸などの疾患に効果的である。さらに、出血性疾患にも良い。ただし、過食すると陽気が減少して胃腸が冷えて食欲不振となる。「甘」は緩和・滋養・強壮作用があり、脾・胃・口などの疾患や疼痛に奏効性がある。過食すると弛緩作用により倦怠感が生じる。「辛」は、発散および暖める作用がある。肺・大腸・鼻などの病気の患者に奏効性があり、発汗を促す風邪などに良い。しかし、過食によって発汗作用により熱を取られ、冷える場合がある。「鹹」は軟作用があり、腎・膀胱・耳などの疾患の患者に効く。腎の水を取り、周囲を潤し、和らげる作用がある。便を柔らかくする。過食すると血が粘っこくなり、腎機能が低下し、白髪が増え、歯も悪くなる。

このような「五味」は、「薬味」のみならず「食味」でもあることから、食品でも味覚的価値・栄養学的価値・食効的価値が存在する。食品の健康学的な効果に関しては次項で説明する。その前に、漢方薬の服用法として

漢方薬の五味とは？

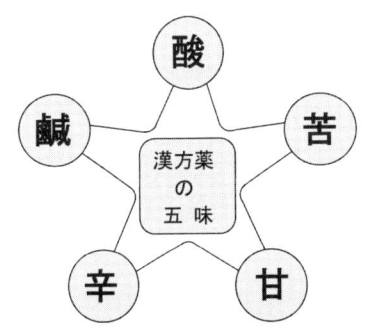

図1.7 五味には「酸・苦・甘・辛・鹹（かん）」がある。

第1章　医薬品と漢方・食の考え方

　もう一つ説明を加えねばならないのは、服用時間である。昔から、漢方薬は空腹時の方が吸収性は高まるとのことから、食前や食間に服用させることが多い。前述のように、漢方薬の中には、タンパク質やジュース類の成分などと化学的な反応を引き起こしたり、酸性やアルカリ性の状態だと吸収に影響を及ぼす恐れのあるものがあるからである。

　しかし、食前・食間は一定時間などに分けることは困難な場合がある。ことに、朝食と昼食の間、および、昼食と夕食の間は、どうしても均一な時間となりにくい。そのため、たとえば「1日3回、食間服用」の場合、可能な限り服用時間を均一にするには、たとえば、午前7時、午後2時、午後10時とすればよい。これは、各個人の生活パターンによって異なるが、食事を規則正しくとりながら、効果的な漢方薬の服用法を考慮することが病気の克服につながることは、間違いない。

　以上、漢方薬に関して、一般論と服用法の概略を述べたが、西洋医薬と漢方薬の最も大きな区別は、西洋医薬は健常な人でも効果を現わすことが可能であるが、漢方薬は何らかの病状を持った人に効果が認められることである。さらに、漢方医学では、薬能・薬性・薬味を有するが、食効においても同様に、食能・食性・食味を有するといわれている。そこで次に、食品での食効について記述してみよう。

1.4　食品

1.4.1　食品と医療

　食品は、「エサ（餌）」としてではなく、楽しく、おいしくいただくことによって、身体の栄養源となり、また「心」の栄養素としても働く。きれいに盛りつけられた料理を見て笑みを浮かべ、そして、口の中に入れたときその美味にますます笑顔になることは、誰にでも経験があろう。このような料理は、当然免疫機能も亢進し、食欲が進む。もちろん、暴飲暴食は良くないが、「食」の喜びが「心」の健康につながるであろうことは説明

の必要もない。

　実際、手術後の患者さんや入院治療中の患者さんでも、「食」への関心や欲求の強い患者さんほど回復力の早いことは、経験により知られている。普段の生活においても、快食家である老人ほど健康で長生きしていることは、身近でも感じているであろう。生理学的にも、「食」が楽しくおいしいほど、唾液分泌や消化腺からの分泌も活発となり、栄養素の吸収も良くなる。「良薬口に苦し」との格言が食品にもあてはまると信じて、おいしくもない「機能性食品」を無理して食することは決して効果的ではない。この格言は、生薬を煎じたりした苦味健胃薬が、苦味を感じさせることで胃液分泌の活発化を促し、効果を発揮していることから来ていると思われる。したがって、「機能性食品」の場合、無理して苦みを感じながら服用することには意味がない。実例として、キノコ類や漢方茶と称するものを煎じて苦味を感じるのは、時として、腐敗キノコであったり栽培法が悪化している場合なのである。

　以前出版した本（『キノコを科学する』地人書館刊、2001年）の中では、著者が勝手に命名した「臨床調理師」という言葉を用いて解説した。そこでは、同じ食材を使用しても、栄養機能や生理学的な知識をもとに、塩や醤油などの調味料の使用を一工夫した料理が考案できる調理師さんを育成すれば、肝臓病や腎臓病の患者さんでも、「病人食」のイメージを払拭したおいしい食事をとることができ、より早い回復が見込めるのではないかと説いた（図1.8）。実際、現在では、まずい、見た目の悪い病人食（病院食）は敬遠され、少しでも患者さんがおいしく食事をいただけるように努力する病院が増えてきている。中には、患者食堂にバイキング形式を採用し、患者さんが好みの料理を選択できるようにした病院も出現している。これはたいへん良いことであり、当然、患者さんの治癒への意欲とQOL（Quality of Life：生活の質）の向上につながる。今後は、このような医と食を考慮した医療体系が増加するであろうし、そうなることを願いたい。

　以上のような考えは決して新しいものではなく、一般的に使われている

第 1 章　医薬品と漢方・食の考え方

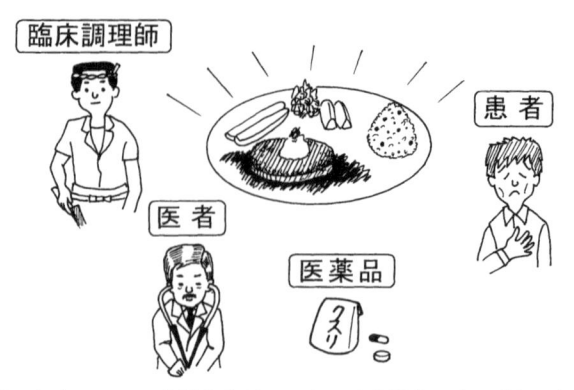

図1.8　「臨床調理師」は、同じ食材を使用しても、栄養機能や生理学的な知識をもとにして、調味料の使用に一工夫した料理を考案し、肝臓病や腎臓病の患者でも「病人食」のイメージを払拭して、おいしく食することを可能とする調理師のこと。

「医食同源」として古くから実行されていたのである。中国の宗の時代には、医師の分類に「食医」というものがあって、食医は、総合医療の基盤としての適食を探求して患者を健康体へと導くことを主として行なった。しかも、この食医という地位は、漢方薬などを扱い内科的治療を行なったり、疾患部を取り除く外科医的な治療を行なったりする医師、「疾医」「症医」の地位よりも高いものであった。「食医」は、病気にかかる前にすでに病気を予測できる能力や資料を有し、今でいう予防医学、「未病治療」を行なうことを主流とした。しかしながら、おそらく感染症や強力な病原菌などの出現で、「食」のみでは防御できなくなり、現在のような医療体系へと変遷していったことは十分に推測できる。

　それでは、21世紀においての「食医」の存在は困難であろうか？　決して困難とは思われない。むしろ、先輩の食医よりも確実な情報を持つ「食医」の誕生が期待されうる。なぜなら、遺伝子による「未病」を推察することも可能だからである。さらに、公衆医学的調査により、家系（家庭だけではなく少なくとも2、3世代前の病歴）環境や地域環境から、罹患しやすい病気がある程度推測可能となる。さらに、「食」の質的・機能学的研究により、正確な「食効」を有する食材を科学的に実証することも可能と

なっている。このような各種の科学的実証を加味することにより、信頼できる「食」の医学的応用が可能であると考えるのは、早計であろうか？実際に、現在、厚生労働省は「食品」を「保健機能食品」と「食品」とに区分して、特に効能を有すると認めたものを、健康増進法の中の特別用途食品法で「特定保健用食品」と分類している。

これらの「食品」についての説明を次項で行なおう。

1.4.2 保健機能食品とは？

厚生労働省は、人体の生理機能に影響を及ぼし、「健康」の増進に影響を及ぼす食品として「保健機能食品」の枠を設けた。保健機能食品は、「特定保健用食品」と「栄養機能食品」とに分類されている。「特定保健用食品」は個別許可型の高度強調機能表示で、ある程度の効能が表示できる。しかも、身体の生理学的機能や生物学的活動に影響を与える保健機能成分を含み、その食品を摂取することにより、何らかの保健の用途が期待できる食品と定義している。

一方、「栄養機能食品」は規格基準型であり、栄養成分機能表示を可能とする。これらは「食品衛生法」の範疇でもある。「特定保健用食品」とは「トクホ」と省略した呼び方をされているものであるが、食品の効能が表示できる利点もあり、食品会社や健康保健食品会社にとっては「喉から手が出るほど」欲しい許可でもある。しかし、一般的には、トクホに対する認識は30％ほどであり（2003年3月現在）、むしろ、トクホまがいの商品の誇大宣伝にだまされている消費者の方が多数なのかもしれない。最近の例としては、中国から輸入した「痩せるお茶」がある。お茶と信じて飲用したら、お茶の中には食欲を減退させるような薬品が混入されていて、しかも、その多量摂取による肝機能障害の副作用で死者まで出るようなことがあったのは、記憶に新しいと思う。

そこで、食品衛生法の改正が2003年（平成15年）に行なわれ、第1条は、「この法律は、飲食に起因する衛生上の危害の発生を防止し、公衆衛生の

向上及び増進に寄与することを目的とする」という内容から、「この法律は食品の安全性の確保のための公衆衛生の見地から必要な規制その他の措置を講ずることにより、飲食に起因する衛生上の危害の発生を防止し、もって国民の健康の保護を図ることを目的とする」という内容に改正された。その理由は、機能性食品と思われる食品の効能を根拠もなく誇大宣伝して、危害が生じるようなことがあっては問題だからである。

　食品衛生法の中には「食品等事業者（製造者・販売業者等）の責務」という項目（第3条）があるが、この項目にも、以下に示すような点が追加された。

　　安全性確保のために、
　　　① 知識及び技術の習得、
　　　② 原材料の安全性の確保、
　　　③ 自主検査の実施（規格基準の適合等）、
　　　④ 必要な情報の記録・保存（科学的根拠も含む）（製造・販売・加工・保管・仕入れ品等に係わる記録）、
　　　⑤ 情報の国等への提供、
　　　⑥ 危害食品の廃棄等の措置等

　このように、食品としての安全性やその効能に対しても科学的立証を必要とすることを明文化し、食品として販売されるものへの健康保持増進効果などに関し、
　① 著しく事実に相違する、
　② 著しく人を誤認させるような広告をした
場合には、悪質な時には罰則として6ヵ月以内の懲役、あるいは100万円以下の罰金を科するように法を改正した。

　それでは、食品の効能がある程度明言できる「トクホ」を取得するためには、いかなる過程を必要とするのであろうか。

1.4.3　特定保健用食品の申請と定義

　食品である以上、安全性が最も大切であることは間違いがない。しかし、すべての食品が安全性を保証されたものかといえば、決してそうではない。たとえば、癌と食品との関連であるが、これまでにも、食品添加物として長年使用されていたものが発癌物質と判明し、使用禁止になった例がある。また、ある物質が食品として摂取されている地域でたまたま癌の発生率が低かったりすると、その物質には抗癌作用があるという予測が立てられ、マスコミによって"真実"として広められてしまった例もあった。

　これらを防ぐためにも、効能があると考えられる食品の成分分析が必要となる。すなわち、どのような成分が関与しているかを見出すことである。もちろん、単品として抽出できれば問題はないが、複数の組合せにおいても主流となる候補物質の選定をせねばならない。次に、これらを用いた動物実験での安全性や効能効果試験が必要となる。さらに、これらを裏づける学術論文の発表であり、関連する論文を引用することである。この際、学会での発表は決して重要な資料とはならない。これは、論文発表に関しては、専門家の審査があって内容を科学的に認めた場合において公表されるが、学会発表はその種の審査がない場合がほとんどであるからである。

　動物試験で効能効果を検索する際に関して、ヒトの疾患と類似の動物疾患モデルを用いて検索するべきである。代表的な動物の疾患モデルに関しては、実際の医薬品の薬効検査において汎用されるものを表1.2にまとめた。これら動物モデルで得られた成績は、ヒトでの試験の重要な基盤となっている。

　もともと、「食品」の効能は健康なヒトでの発現は認められにくく、病人あるいは病人予備軍の方が効能は認められやすい。しかしながら、トクホの審査におけるヒト試験では対象が医薬品ではないことから、いわゆる「病人」ではなく「予備群」での試験が要求される。

　この場合、トクホの候補とされる物質が目的とする疾患での予備軍のボランティアを1群、少なくとも20名以上集めて、プラセボ群（疑似投与

表1.2 ヒトの疾患、ことに生活習慣病に至適する動物モデル

生活習慣病	動物疾患モデル
高血圧症	自然発症高血圧ラット 食塩負荷高血圧ラット
腎臓疾患・腎不全	DOCA-NaCl片腎摘出ラット
高脂血症	高脂肪食負荷動物ラット Obese Zucker Long-Evans Fatty Rats
糖尿病	GKラット・ZUCKERラット STZ処置ラット
慢性関節炎	MPL/1pr自然発症マウス
脳血管疾患	両側総頸動脈結紮動物
悪性新生物	ミュータント系ヌードマウス

群：試験物質と同様な形状であってまったく効能のないものを服用）と、試験物質の用量を2種類から3種類に分けて投与する群の3群から4群でのヒト試験を3～4ヵ月間行なう。しかも、この試験中には、目的とする疾患の指標となる血液検査や身体検査を、投与開始前と投与期間中、投与終了後にそれぞれ行なう。これらの試験の方法は二重盲験法といい、効果の判定はプラセボ群で得られた成績と、試験物質群での成績を群間で統計処理して、統計解析上の差が有意となるかどうかによって、試験物質の食効の有無を判断する。

さらに、一重盲験法は、同じ群で試験物質の効果が得られた場合、投与を中断した後の変動を検索するものである。すなわち、試験物質の投与を止めると、これまでの身体上の「効能」が消失して投与前の状態に戻ってしまうか否かの検索を行なうことによって、試験物質の直接の作用か否か、あるいは効能の持続経過を判定可能とするものである。このような検査は、同一の群で行なうことが討論をしやすいので、同時期にすませることが大

切である。さらに、過剰摂取による安全性や副次的な作用の発現の検査も必要とされる。

　このような定量・定性試験を含む成分分析や動物実験、さらにはヒトでの臨床試験の他に、栄養学的な配慮がなされているか、「食」として摂取可能な状態であるか、製品・原料規格・製造法などの品質管理の方法が定まっているか、最終消費まで製品規格への適合性が確保されているかなどの検査を行なった上で、厚生労働省にトクホとしての申請をするのである。しかし、医薬品と異なって、ヒトでの試験においてどこまでの成績を必要とするかの指針が明確ではなく、かつ、申請後の再評価が現時点で決まっていないこともあり、審査決定において平等性が認められないのは否めない事実である。現時点で、特定保健食品が表現できることを許可されている表示の一覧を、表1.3にまとめた。

　厚生労働省は、トクホを病気の「予防法」とは認めてはおらず、あくまでも「食」の一分類であることを強調している。しかしながら、医療費の高騰や健康増進法の拡大に従って、「食」に対する科学的研究の発展や効能効果の裏づけをするため、国民が自らの健康を「食」で求めることが可能となれば、「食」が少なくとも生活習慣病の「予防」としては定着することも現実化するであろう。実際、われわれの研究においても、キノコ類の一部には生活習慣病に対する明らかな予防効果のあることは認められて

表1.3　特定保健用食品で認められる表示

① おなかの調子を整える作用
② 血糖値上昇抑制作用
③ コレステロール低下作用
④ 血圧低下作用
⑤ カルシウム吸収促進
⑥ 歯の再石灰化
⑦ 虫歯予防
⑧ 貧血
⑨ 中性脂肪低下
⑩ 以上の組合せ

第1章　医薬品と漢方・食の考え方

おり、医学分野の学会でも「医」と「食」の統合を考慮した研究が奨められている。

実際の臨床的報告においても、古くは1972年においてすでに脳外科の分野で、クロロフィルaについての脳外傷後遺症や脳血管障害後遺症などの有効例の報告が、『現代医療』に総説として掲載されている。この論文での臨床効果を以下に抜粋する。

> ポルフィリン核を有するものに、クロロフィル、ヘモグロビン、チトクローム、コバラミンなどがある。いずれの化合物も四座配位子ポルフィリン系母核による構造式の骨格が成り立ち、各中心にチトクロームはFe（鉄）、ヒドロキシルコバラミンはCo（コバルト）、クロロフィルはMg（マグネシウム）がキレート金属（これらの金属イオンがカニのハサミに挟まれたような構造）として存在し、それぞれ独自の触媒活性を現す。クロロフィルは糖の酸化によって発生したエネルギーをADP（アデノシン2燐酸）に与えATP（アデノシン3燐酸）として貯えさせ、ATPとして貯えさせたエネルギーを開放してADPに戻す役割を持っている。ATP→ADPにより開発されたエネルギーはアミノ酸からタンパク合成などに利用される。かかる点に注目して脳機能の低下群に試して試みると、クロロフィル5,000μgの分子数3.3×10^{18}個で、人間1人の細胞数が60兆と計算すると1細胞につき55,000個のクロロフィル分子と1,000個のミトコンドリアを有するとすれば、ミトコンドリア1個について55個のクロロフィル分子が割り当てられることになる。……（省略）……臨床例80例、回数550回以上を行なった精細なる長期観察において、著効例9，良好例17，軽効、不変4例であって（省略）

この総説で示唆されている「ミトコンドリアと脳機能」に関して、現在の研究では、脳外傷や脳血管障害などで脳内のエネルギー状態が低下すると、脳細胞におけるミトコンドリア機能の異常が生じることが科学的に実

証されている。すなわち、ミトコンドリアの機能低下は、脳細胞内での遺伝情報などに重要な役割を果たしているカルシウムイオンの働きが過剰となり、その結果、脳細胞が死に、半身不随や植物人間のようになることは明確となっている。そのため、クロロフィルがこのような疾患に有効であっても不思議ではない。このような実例から、クロロフィルを含有する食材が、今後は脳血管障害（老年性の脳血管痴呆、脳梗塞など）の予防として用いられても問題がないように研究を進めていかねばならないであろう。

1.5　まとめ

　本章では、人に対していわゆる「クスリとなるもの」について、医薬品、医薬部外品、漢方、そして食というふうに区別して説明してきた。これらに共通することは「生体の生理学的反応に何らかの効果を与えるもの」であり、これが、時として病気の予防や治療に間接的・直接的につながるものであることを記述した。厚生労働省が認めたクスリには医療用医薬品、一般用医薬品、医薬部外品がある。これらは症状や病状に合わせて治療の目的で使用されるが、漢方薬や食品では、一部を除いて一般人には「クスリ」と思われても、実際にはそれらの効用については表示に制限がなされている。この大きな違いの理由は、科学的な根拠によって「効能効果」の証明がなされていないからである。

　われわれの研究例において、「食品」の中には生活習慣病に対して明確な「食効」を呈するものがあることは事実である。しかしながら、残念なことに、「食品」は名前がまったく同一なものでも、中には一定の製法や有効成分が明示されていない物質において「再現性」に劣ることがある。このような物質は、効能効果も同一ではなく、むしろ劣悪化する場合すらある。そのため、人に効果的な物質は、いろいろな意味で「再現性」に富んでいないと研究は行なえない。

第 1 章　医薬品と漢方・食の考え方

予知医学と家系医学は
かかりそうな病気を予測させる！

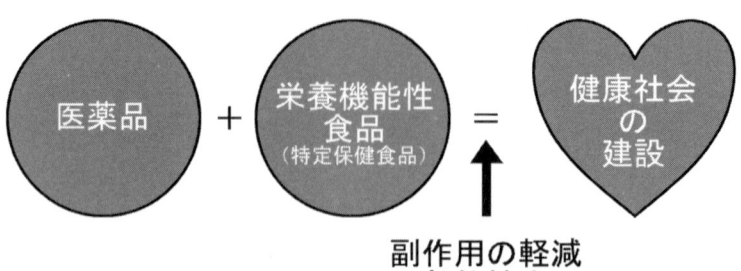

医薬品 ＋ 栄養機能性食品（特定保健食品） ＝ 健康社会の建設

副作用の軽減
効能拡大

図1.9　「医薬品」と効能が明確となった「栄養機能性食品」との組合せは、お互いの長所を活かして「健康社会の建設」を実現する。

　いずれのクスリも、生体内の酵素や受容体を介して生理機能の発現が認められることには違いない。今後は、「医薬品」のみならず「食」においてもそれぞれの効能を科学的に実証し、新たなる「予防医療」や「予知医学（家系における遺伝的な病気を調べることで罹患しやすい病気を予知して、自らが罹らないように努力すること）」の一環に組み込まれるように、健康社会への発展に結びつけるための組織だった運動が必要と考えられる（図1.9）。「医」と「食」の連合は「古き皮袋に新しい酒」であり、今後の日本にとっては受け止めやすく発展可能な医療体系であろう。

第 2 章　医薬品の吸収・分布・代謝・排泄
──ヒトの体に"吸収"され、"代謝"されるってナニ？──

山田静雄
内田信也

第2章　医薬品の吸収・分布・代謝・排泄

2.1　はじめに――クスリのたどる道のり

　投与されたクスリは、体の中に入り、その期待される作用を発揮し、体外へ出ていくまでにどのような道のりをたどるのだろうか。クスリのたどる道のりは、吸収・分布・代謝・排泄の四つのステップに分かれる（図2.1）。投与されたクスリはまず体の中に入る（吸収）。その後、全身をめぐる血流に乗って作用する部位（臓器、組織）に広がる（分布）。役目を終えたクスリは、主に肝臓で効き目のないクスリに変えられて（代謝）、尿や便とともに体の外に出されていく（排泄）。これらの道のりをステップごとに詳しく見ていきたい。

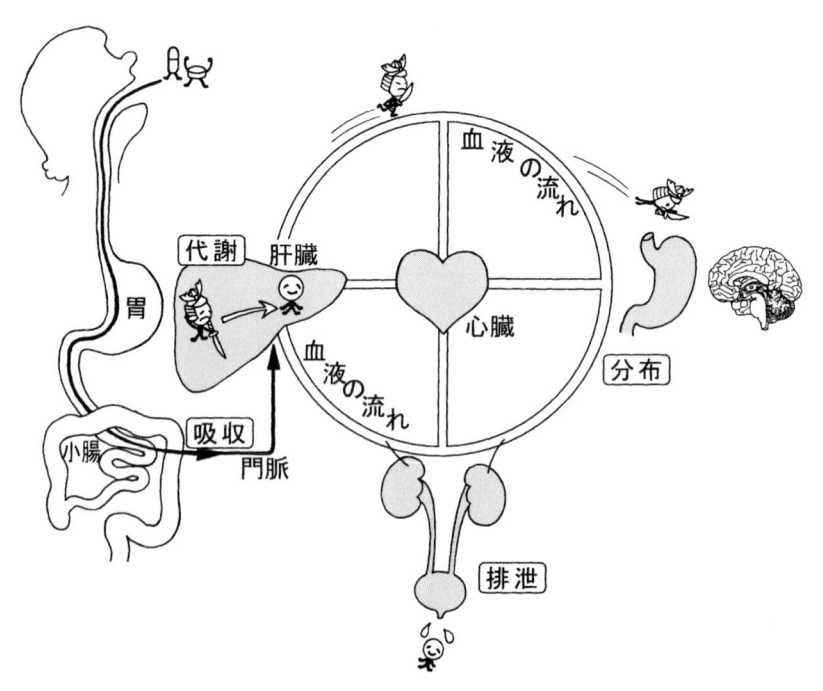

図2.1　クスリのたどる道のり。投与されたクスリは、吸収されたあと全身をめぐる血液に乗って作用部位に分布する。また、主に肝臓でクスリは代謝され腎臓などから排泄される。

2.2 クスリは体の中に入らなくてはならない（吸収）

2.2.1 体内に入るとは

クスリは、目的となる体の部位に直接届くような外用薬や点鼻薬などを除いて、体の中に入らなくてはその作用を発揮できない。この体の中に入るステップを吸収という。ところで、体の中とはどこのことをいうのだろうか。一般に、クスリは目的となる部位（受容体）へ血流に乗って運ばれる。したがって、吸収とは循環血液中へ入ることを意味し、クスリを飲んで単に消化管内に入っているだけでは吸収されたことにはならない。

2.2.2 投与の方法と吸収

クスリの投与法には、注射（皮下、筋肉、静脈、動脈、髄腔）による方法、経口投与による方法、粘膜（舌下錠、座薬）または皮膚（軟膏、貼付薬など）を経由する方法などがある（図2.2）。

（1）注射薬

吸収のされ方は、クスリが投与される方法によって異なる。クスリを動脈内や静脈内へ直接投与する場合では、投与イコール吸収となる。この場合、吸収のステップでクスリの量が減少したり、時間的に遅れたりすることはほとんどないため、クスリの効き目も早く、また確実に出現するが、それだけ副作用などの危険性も増えることになる。

同じ注射でも、皮下注射や筋肉内注射では、皮下や筋肉内にある毛細血管を通してクスリが吸収される。そのため、その部位での血流が多くなると、吸収量が増加したり吸収の速度が上がったりする。糖尿病治療薬のインスリンは皮下に注射するが、運動後や入浴などによって吸収が早まり、低血糖などを起こす可能性があるので、注意する必要がある。

（2）経口薬（経口投与）

口からクスリを飲む経口投与は、生理的かつ簡便で、最もよく用いられ

第 2 章　医薬品の吸収・分布・代謝・排泄

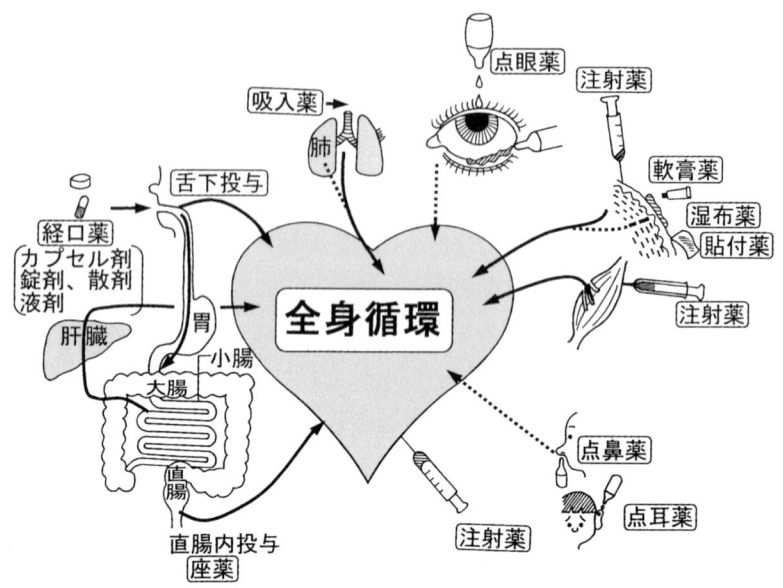

図2.2 投与の方法と吸収される部位。クスリの作用や吸収のされ方は投与の方法により異なる。

る投与法である。この投与法では、クスリはまず消化管（胃や小腸）に入る。この投与法で用いられる剤形には、散剤、液剤、顆粒剤、錠剤、カプセル剤などがある。これらのクスリは通常胃内で溶ける（崩壊）。ただし、錠剤やカプセル剤の中には、胃液で分解されたり胃に刺激性があるため小腸で溶けるように加工したもの（腸溶剤）、クスリが錠剤やカプセルから徐々に溶け出すことで薬の作用を持続させるもの（徐放剤）がある。これらの錠剤やカプセル剤は、つぶしたり噛んだりして服用してはいけない。

　消化管内で崩壊したクスリはほとんどが小腸から吸収され、門脈から肝臓を通って静脈に入り、心臓から全身に送られる。ここで一つ問題となるのは、後で述べるように、小腸や肝臓でクスリが処理（代謝）されてしまう場合があるということである。そのため、一度肝臓を通り過ぎただけで大部分が代謝されてしまうようなクスリは、経口投与には向かないことになる。このように、経口投与されたクスリが小腸や肝臓を通り過ぎるとき

に処理されてしまうことを、初回通過効果という（図2.3）。また、投与されたクスリのうち、実際に吸収され初回通過効果を受けずに全身循環に入る割合を、生物学的利用率（バイオアベイラビリティ）という。この生物学的利用率が非常に低いクスリだけでなく、消化管への副作用が非常に強いクスリや消化液で分解されてしまうようなクスリも経口投与できない。

口腔粘膜下には多数の血管が存在している。舌下にクスリを投与し、口腔粘膜から吸収させる舌下投与がある。この投与法では、消化管からの吸収とは異なり、吸収された後、小腸や肝臓での初回通過効果を受けにくいという特徴がある。狭心症発作の治療薬であるニトログリセリンは、内服してしまうと初回通過効果のためほとんど作用を発揮できない。そのため狭心症の発作時には、このクスリは舌下投与をしなくてはならない。

(3) 座薬（直腸内投与）

小児などによく用いられる座薬は直腸に挿入されるため、クスリは直腸粘膜から吸収される。直腸からの吸収の特徴は、クスリが肝臓を通らず直接全身循環へ入るので、初回通過効果を受けないということである。また、この投与法は、乳幼児、意識障害、嘔吐を伴うなど経口投与ができない患

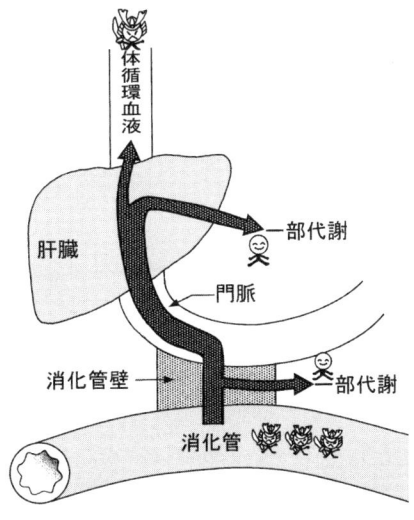

図2.3 初回通過効果。経口投与されたクスリは小腸や肝臓での初回通過効果を受けて全身循環に入る。

者にも投与できるし、経口投与時の胃腸障害を防ぐことができるなどの利点がある。一方、吸収にバラツキがあったり、座薬挿入後に便意を感じることが多く、クスリが出てきてしまうなどという問題点がある。

（4） 軟膏薬・湿布薬・貼付剤

いわゆる塗り薬と貼り薬である。塗り薬の多くは、患部に直接作用して効果を示す。また、軟膏薬を塗った部位をポリエチレンフィルムで覆うことで、クスリを角質へ移行しやすくする方法がある（密封療法、ODT）。この場合には皮膚からの吸収が増大する。貼り薬には、局所の炎症や疼痛に対して用いるものと、心臓やぜんそくのクスリのように、皮膚から吸収され全身循環に入って効果を発揮するものがある。この場合、クスリは通常上半身（胸、腰、上腕部）に貼る。これらの部位は、広くて貼りやすい上に吸収が安定している。時に患者の中には、「心臓のクスリ（ニトログリセリンなどを含む狭心症治療薬など）だから心臓の上の皮膚に貼らなくてはならない」という誤解があることがあるが、上記の部位であれば吸収に大きな違いはない。この経皮投与では、皮下の血流が肝臓を通らないために、肝臓での初回通過効果を回避できたり長時間にわたり血中濃度を持続できるなどの利点がある。

（5） 吸入薬

吸入することで効果を発現させる。気管支など効果を期待したい部位に直接クスリを作用させ、全身の副作用を発現させたくない場合に使われる。一方で、吸入麻酔のように気道粘膜や肺胞から吸収させ、全身作用を期待する場合もある。

（6） 点眼薬

眼の中や周囲に対して使用し、効果を発現させるクスリである。液剤と軟膏剤がある。点眼後、クスリが鼻涙管を通り鼻粘膜から吸収されると、全身性の副作用につながる。点眼後に目頭の下（涙嚢部）を押さえることでクスリが鼻へ流れ込むことを防ぎ、効果を高めると同時に全身性の副作用を軽減することができる。

2.2 クスリは体の中に入らなくてはならない（吸収）

(7) 点鼻薬・点耳薬

点鼻薬は、鼻へ噴霧したり滴下したりして投与する剤形である。点鼻薬は局所に作用することを期待しているものが多いが、内服で分解されたり初回通過効果を受けるクスリの全身投与を目的としたものもある。たとえば、デスモプレシンは尿崩症の治療薬、ゴナドトロピン放出ホルモン製剤のナファリンは不妊症治療薬として投与される。点耳薬は局所に作用させるものがほとんどである。

2.2.3 吸収に影響する要因

経口投与では、消化管に食べ物があるかどうかが吸収に大きく影響する場合がある。一般的には、空腹時の吸収は良く、逆に、消化管内に食べ物があると吸収が遅くなったり悪くなったりする。そのほか、消化管内の酸性度（pH）や消化管の運動でも吸収は影響される。また、併用薬がある場合は、そのクスリとの相互作用によって吸収が悪くなることがあり、注意する必要がある。テトラサイクリンやドキシサイクリンなどの抗生物質は、2、3価の金属イオンを含む制酸剤とキレート化合物を作って吸収が悪くなる。特に、牛乳との併用に注意する。マイナートランキライザーでは、ジアゼパムはアルコールと併用すると吸収は良くなるが、オキサゼパムは吸収が悪くなる。グリセオフルビンは、高脂肪食摂取により吸収が良くなる。高齢者では胃の酸度や緊張低下のために、一般的には消化管からの吸収能は低下している。

2.2.4 服用の仕方と吸収

クスリの服用の仕方には、食後、食前、食間、食事と関係ない場合などがある（図2.4）。

(1) 食後

食後とは食事をしてからだいたい30分後を意味する。食後に服用するクスリが最も多いが、ほとんどの場合は飲み忘れにくいという程度の理由で

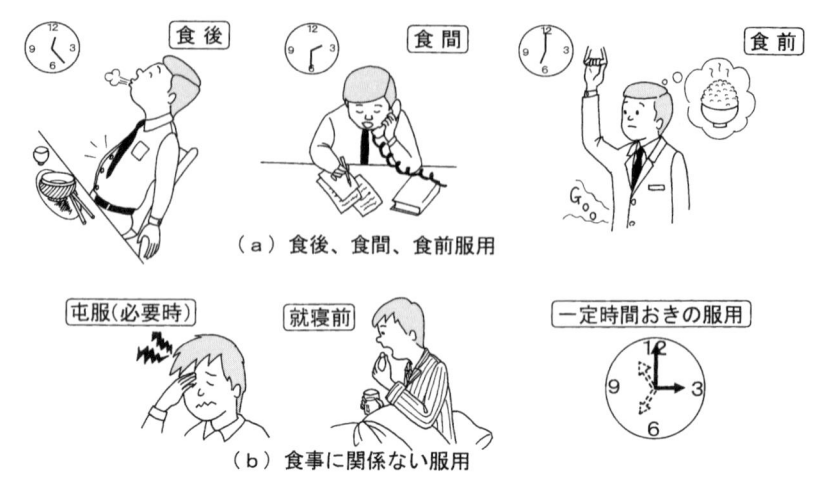

図2.4 服用の仕方と吸収。(a) 食事のタイミングに合わせた服用（食前、食間、食後）と、(b) 食事とは関係ない服用がある。

あり、食後服用がどうしても必要なクスリは少ない。したがって、多くの場合、食後服用のクスリは食後30分待つよりは食直後に服用した方が飲み忘れを少なくできる。消化管への副作用を軽減する目的で食後投与が望ましいクスリもある。

(2) 食前

食前とは食事の30分から1時間前を意味する。ただし、糖尿病のクスリの中には食直前（食事の5〜10分前）に服用するものもある。いずれも、食事による吸収の低下を防ぐ、食後の血糖の増加を抑える、消化管の運動を整えるなどの目的で食前に投与されることが多いため、服用し忘れには注意が必要である。

(3) 食間

食間とは、「食事をしている間」ではなく「食事と食事の間」の意味で、食事後2時間ぐらいをさす。「食間」という言葉は、一般に聞きなれない言葉であるため誤解も多く、クスリを渡す際には十分な説明が必要であろう。この投与法は食事の影響を最も受けにくく、一般に食事により吸収が大きく低下するクスリなどに使われる。

2.3 クスリは作用部位に行かなくてはならない（分布）

(4) その他

その他、頓用、就寝前や6時間おきなど、食事とは関係ない時間に服用するクスリもある。頓用（頓服）とは、痛みや発作の緩和、不眠などの対症療法として必要なときにのみ服用する方法である。これらのクスリの服用は患者自身の判断によるところが多いため、どのような時にどれだけ服用するのか、また、服用しても症状の改善が見られないときにはどうしたらよいかなどを、事前に十分説明しておく必要がある。

2.3 クスリは作用部位に行かなくてはならない（分布）

2.3.1 目的の部位に到達できるのはタンパク質と結合していないもの

吸収されたクスリは血液の流れに乗って体のさまざまな部分に運ばれ、その組織・臓器に移行する。このプロセスを分布という。そして、目的とする臓器や組織に運ばれたクスリが薬効を発揮することになる。血液の中では、クスリは、アルブミンなどの血漿タンパク質と結合しているもの（結合型）と結合していないもの（非結合型、遊離型）のどちらかで存在する（図2.5）。このうち、組織に移行できるのは非結合型に限られるため、低アルブミン血漿などのようにタンパク質自体が減ってしまったり、他のクスリとこのタンパク質を奪い合ったりして、クスリのタンパク質への結

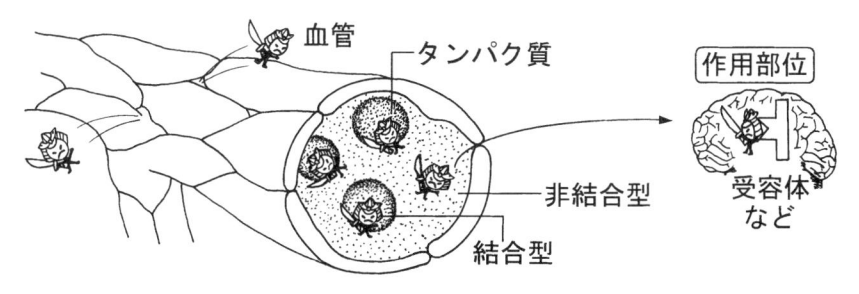

図2.5 タンパク質結合型と非結合型。血液中ではクスリは、タンパク質結合型か非結合型で存在する。血管を通って作用部位に行けるのはタンパク質非結合型のクスリである。

合率が変わると、組織への分布量が変わる可能性がある。実際に、血漿中の遊離型のクスリの濃度が増えると薬効が強く現われる。

2.3.2 薬効を発揮させる部位への移行を調節する薬物送達法

クスリの薬効は、生体組織の一部に存在する作用部位（受容体）に到達したクスリの分子と受容体との結合によって発現される（図2.5）。そのため、他の組織に移行したクスリはしばしば副作用発現の原因となる。したがって、クスリを安全で効率よく効かすためには、効かせる場所（目的の組織）と効かせる時間が重要となる。こうした考えで、クスリの投与部位から受容体に至るまでの生体内移行を調節することにより、より良い治療効果を得ることを目的とした投与形態が、薬物送達システム（Drug Delivery System: DDS）である。

たとえば、血中濃度が急速に低下するようなクスリでは、血中濃度を維持するために製剤（剤形）からのクスリの放出を持続させ、吸収部位におけるクスリの濃度を持続させるように設計された製剤がある。また、外用剤として、クスリの放出を調節して作用の持続性を図った経皮吸収製剤もある。

2.3.3 癌細胞へのターゲティング

癌のクスリを経口投与すると、消化管から吸収された後、血流に乗って全身に分布する。癌のクスリは癌細胞のみならず正常細胞にも働くため、正常細胞に対する作用は致死的な副作用となって現われたりする。このようなケースでは、癌の部位にのみクスリが高濃度に作用（分布）できるような機能を剤形として持たせることが有効となる。効かせたい場所にクスリをねらい撃ちすることを「ターゲティング」という。このような例としては、造影剤として用いられる油に、抗癌剤を油に溶けやすいように化学修飾したものを溶かし、これを動脈から注射する剤形がある。この剤形で用いられている油はリンパ系を介して体から消失するが、癌組織内ではリ

2.3 クスリは作用部位に行かなくてはならない（分布）

ンパ系による油の取り去り機構が存在しないことを利用して、クスリの癌組織内濃度を高めることができる。

2.3.4 体の中の関所：血液脳関門と血液胎盤関門

脳は体の中で最も血流が多い臓器であるが、とても大切な臓器であるので、クスリや毒物などが容易に入っていってしまわないように、血管壁のすき間を少なくしてクスリや有害物質が脳内へ侵入するのを防いでいる。この仕組みは脳毛細血管の内皮細胞の密着構造と呼ばれ、血液脳関門を形成している（図2.6）。

クスリの中枢神経系に対する作用を考える場合には、血液脳関門をどの程度通過するかが重要となる。一般に、水溶性のクスリは血液脳関門を通過しにくく、脂溶性のクスリは通過しやすい。水溶性のクスリでも、栄養素や内因性物質を脳内へ運ぶ担体（トランスポーター）を介して脳内に運ばれる場合もある。また、血液脳関門には、脳内の不要物や、脳内にいったん入ったクスリなどを血液中にくみ出す、P糖タンパク質と呼ばれる排出ポンプ（担体）も存在している（図2.6）。したがって、脂溶性が高くてもP糖タンパク質で脳から排出されるクスリの場合、中枢神経系作用が弱かったり現われなかったりする場合もある。

同じように血液胎盤関門といって、母親の体から胎児の方に有害な物質

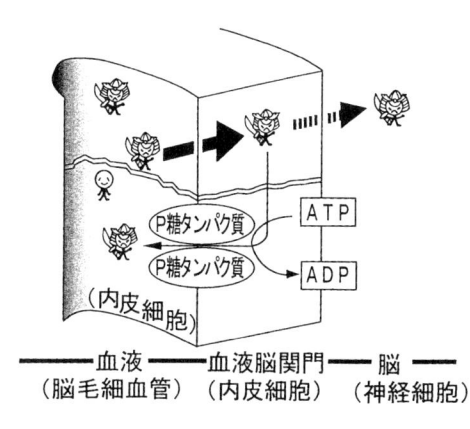

図2.6 クスリの血液脳関門の透過とP糖タンパク質によるくみ出し。クスリは血液脳関門を通過して脳神経細胞に作用する。P糖タンパク質はATPを利用して脂溶性の高い、ある種のクスリ（抗癌剤のビンクリスチンやドキソルビシン、免疫抑制剤のシクロスポリンなど）を血管内へ排出する。

が行かないようにしている関門もある。しかし、クスリの場合、この関門は脳の関門ほど厳密でないため胎児に移行して悪影響を及ぼすこともある。実際に、胎盤を介して胎児に移行しやすいクスリと移行しにくいクスリがあるので、妊娠中のクスリの服用には細心の注意が必要である。

2.4 クスリは体の中で分解される（代謝）

2.4.1 クスリを無毒化するプロセス「代謝」

　ほとんどのクスリは、どんなに病気に対し有効なものであろうとも、本質的には体の外から来た異物である。体には、このような物質を無毒化して外へ出そうとする働きが備わっている。吸収されたクスリは血流に乗って肝臓などに運ばれる。ここで化学反応を受けて薬効のない物質へと変えられる。このように、生体が異物を無害な物質に変えることを代謝という。肝臓の細胞にはクスリを代謝する酵素（薬物代謝酵素）があり、多くの場合、クスリはこの酵素の働きによって、作用を持つクスリから作用のないクスリへ、排泄されにくいクスリから排泄されやすいクスリへと変えられる（図2.7）。このように、代謝によってクスリの作用がなくなることを不活性化という。また、代謝によって変えられたクスリのことを代謝物という。

　ほとんど代謝されずに排泄されるクスリを除き、体の中からクスリが外に出ていく過程で最も重要なのが代謝である。したがって、肝臓の働きが悪くなったり、併用薬の影響などで代謝酵素がうまく働かなかったりするような状態では、代謝は大きく変わることになる。代謝がうまく働かない状態では、クスリはなかなか作用を持たない代謝物へと変化できないため、クスリの血中濃度が上昇することも考えられる。

　大部分の代謝は肝臓で行なわれるが、小腸などの臓器も一部関係している。この小腸での代謝は、特に経口投与後の初回通過効果に関係している。

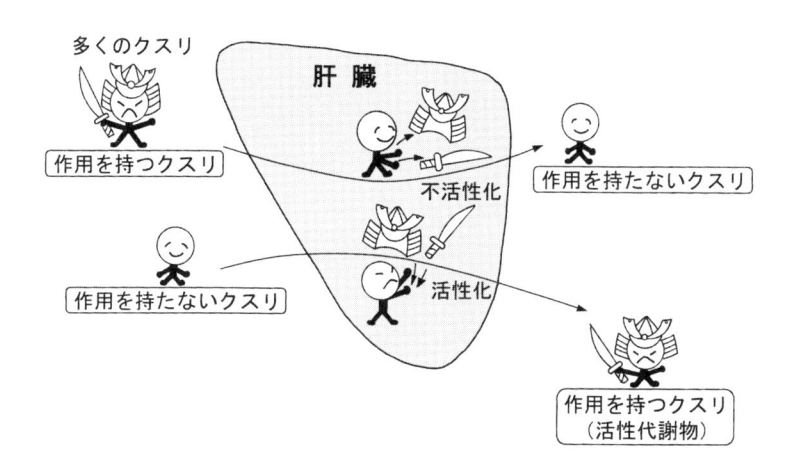

図2.7 肝臓での代謝。(a) 多くのクスリは肝臓で不活性化され代謝物となる。(b) プロドラッグは逆に活性化され、活性代謝物となり薬効を示す。

2.4.2 代謝の個人差と人種差

クスリの代謝には個人差や人種差が認められる場合があり、効き方や副作用の現われ方の個人差を生じさせる原因となっている。その原因として、遺伝的な要因が関係していることが明らかになってきた。すなわち、クスリの代謝酵素には遺伝的に酵素活性が高い人と低い人が存在することから、遺伝子診断により、個人におけるクスリの代謝酵素活性の予測が可能になってきた。

2.4.3 誘導と阻害

ある種のクスリは、クスリの代謝酵素を増加させ、その活性を高めることがある。これは酵素誘導と呼ばれ、この酵素によるクスリの代謝を促進して血中濃度を減少させることにより、クスリの効き方を弱くする。酵素誘導を起こすものとして、フェノバルビタール、リファンピシンや喫煙などが有名である。

また、クスリの代謝酵素は、ある種のクスリにより酵素活性が阻害され

ることもある。これを酵素阻害と呼び、酵素阻害を起こすものとして、エリスロマイシン、シメチジン、イトコナゾールやグレープフルーツジュースなどがよく知られている。

2.4.4　腸肝循環と代謝

経口投与されたクスリの多くは、十二指腸から小腸上部の間で吸収され、主に門脈を経て肝臓で代謝される。クスリによっては胆汁中に移行し、十二指腸内に排泄されるものもある。この胆汁内の排泄物が代謝物ではなくて、もとのクスリの場合には、腸管から再び門脈を経て肝臓に至るので、この現象を腸肝循環と呼んでいる。代謝物でも、腸内細菌などで分解されて、もとのクスリになって腸肝循環する場合もある。いずれにしても、クスリの血中濃度や作用が持続することになる。

2.4.5　プロドラッグ

このように、代謝は通常クスリの効力をなくす方向へ作用する。しかし、クスリの中にはこの代謝を上手に利用して、もともと作用の弱いクスリが代謝を受けることにより、作用の強い代謝物（活性代謝物）に変化し、この活性代謝物が薬効を示すように考えられたクスリもある（図2.7）。この場合では、代謝はクスリの活性化に働いている。そして、このようなクスリをプロドラッグといい、臨床に応用されている。たとえば、薬効は強いが消化管への副作用も強いクスリの場合、効果や副作用の弱いプロドラッグとして投与し、消化管から吸収された後、肝臓で代謝されて薬効の強いクスリに変化することによって、消化管への副作用を減らし強い効力を得ることができる。また、薬効の持続時間が短いクスリの場合はプロドラッグとして投与し、ゆっくりと活性代謝物へと代謝されていくことにより、作用を持続させることができる。

2.5　クスリは体の外に出される（排泄）

体の中に入ったクスリは、いずれ体の外に出される。このプロセスが排泄である。排泄の主な経路は、腎臓から尿中へ出されるか、胆汁に混ざって糞中に出されるかである。多くのクスリは、肝臓で代謝を受けて代謝物として排泄されるが、代謝を受けずにそのままの形で排泄されるクスリもある。排泄の早いクスリは作用の持続も短くなるが、逆に、排泄が非常に遅く排泄されにくいクスリは、作用が持続したり体内に蓄積したりする危険性がある。

そのほかに、クスリは汗、唾液、乳汁からも排泄される。そのため、授乳中の母親が乳汁中への排泄が多いクスリを服用する場合は、授乳を中止する必要がある。

2.5.1　尿中排泄

腎臓からのクスリの排泄は、糸球体での濾過、尿細管腔への分泌、さらに尿細管腔からの再吸収という経過がある。そこで、糸球体濾過・尿細管分泌・尿細管再吸収の各経路の総和が尿中へのクスリの排泄となる（図2.8）。尿細管腔でのクスリの再吸収は、尿のpHにより影響される。

また、腎臓から尿中への排泄は一般に腎機能と関係する。したがって、腎機能の悪い患者ではクスリの排泄が悪いことになる。特に、代謝されずに薬効のあるままの形で排泄されるクスリの場合、腎機能の悪い状態では、血中濃度が上昇して作用が持続したり副作用が発現する可能性があるので、投与量を減らすなどの十分な注意が必要である。実際に、腎機能低下や腎不全などの腎障害患者では、クスリのデータを確認し、個々の患者に適した投与量を決定することが大切となる。

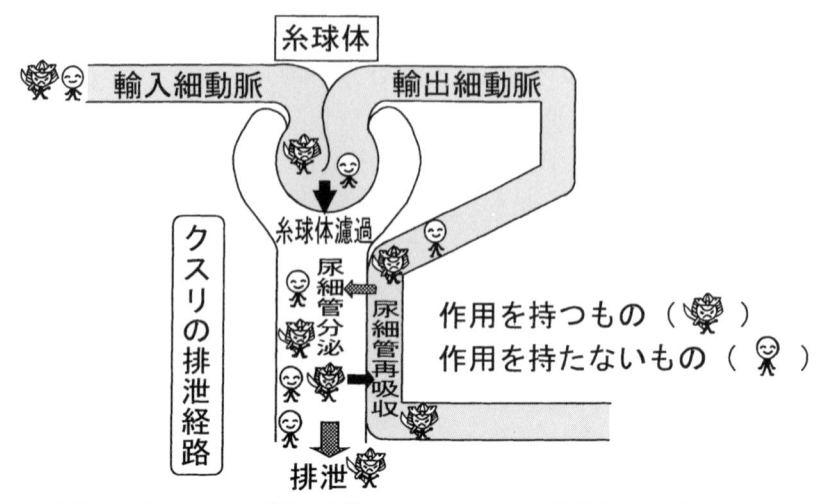

図2.8 腎臓におけるクスリの排泄。腎臓では、クスリの糸球体濾過、尿細管分泌や尿細管再吸収が行なわれ、尿中に排泄される。

2.5.2 年齢と排泄

新生児では、生後1ヵ月前後から糸球体濾過が、3～6ヵ月ごろから尿細管分泌が成人に近づく。腎排泄能力のバランスがとれてくるのは2～3歳であるが、個人差も大きい。

高齢者の腎排泄能力は、40歳から年に約1％の割合で低下し、クスリが蓄積されやすくなる。高齢者の場合、個人差が大きいが、加齢により1/2～1/3まで低下する。

2.6 クスリの体内での動きを表わす（薬物動態）

2.6.1 薬物動態とは

クスリが吸収・分布・代謝・排泄のステップを経る中で、体内のクスリの量はどのように変わっていくのだろうか。体内のクスリの量を測るためには、一般に血液中のクスリの濃度（血中濃度）を用いることが多い。また、クスリが投与されてから排泄されるまでの各ステップをたどる際、そ

2.6 クスリの人口調査：薬物動態

の量あるいは濃度がどのように変化していくかを表わしたものを、薬物動態あるいは体内動態という（図2.9）。

2.6.2 血中濃度の有効域と副作用域

ごく単純に考えても、体内のクスリの量が少なすぎればクスリの作用は現われないし、クスリの量が多すぎれば副作用が出てくると思われるだろう。実際、多くのクスリでは治療上ふさわしい血中濃度（有効血中濃度）があり、これを超えて血中濃度がある濃度（副作用域）以上になると、副作用が現われる（図2.10）。ただし、この有効血中濃度や中毒域は対象の病気や患者の状態によって異なる。また、有効血中濃度と副作用域が非常に接近しているクスリの場合には、血中濃度を測りながら投与量や投与間隔を調整する必要がある。このことを血中濃度モニタリング（Therapeutic Drug Monitoring: TDM）という。クスリは投与された後、ゆっくりと吸

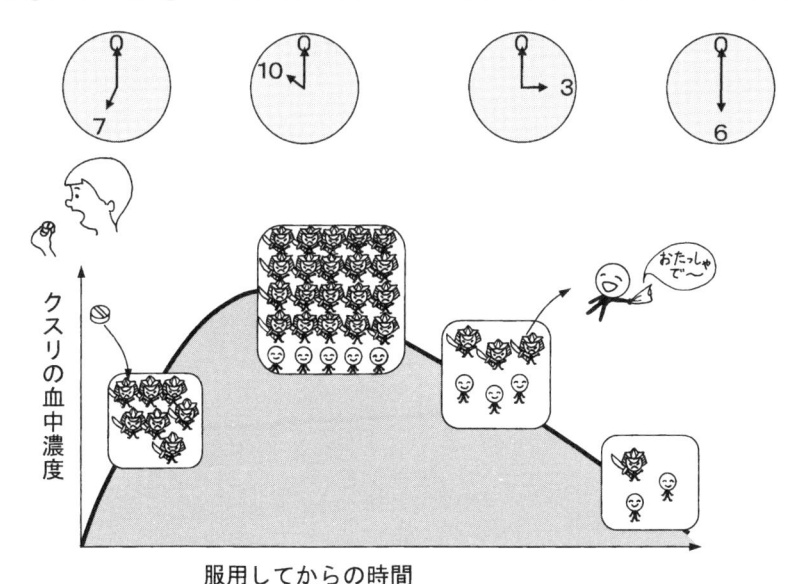

図2.9 服用からの時間と血中濃度の変化。血中濃度はクスリが吸収されるに従い徐々に上昇し、代謝・排泄されることによって徐々に減少する。投与された後、体中のクスリの量（血中濃度）がどのように変化していくかを表わしたものが、薬物動態である。

第 2 章　医薬品の吸収・分布・代謝・排泄

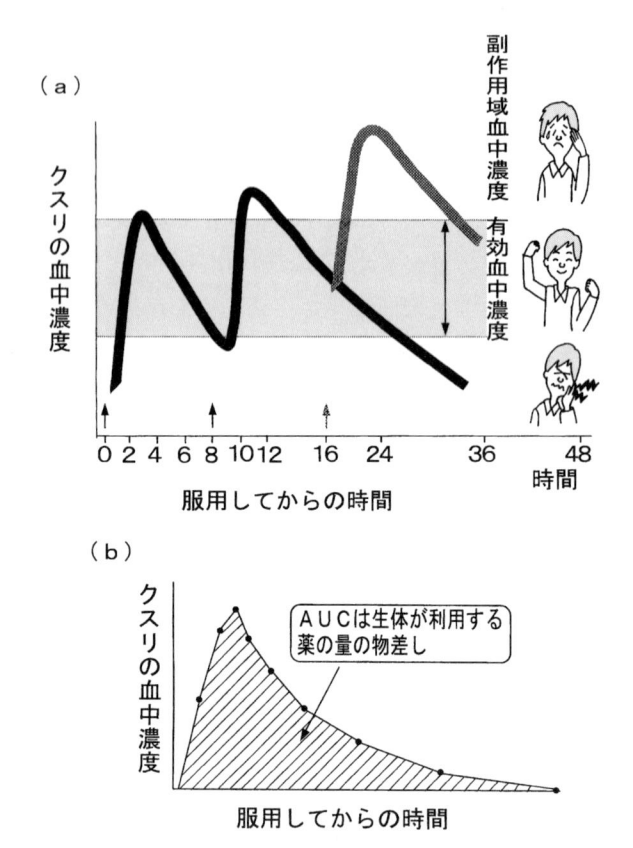

図2.10 有効血中濃度、副作用域血中濃度とAUC。(a) 多くのクスリでは治療上ふさわしい有効域血中濃度があり、それを超えると副作用域血中濃度に達してしまう。(b) クスリの血中濃度-時間曲線下面積（AUC）は、体が利用するクスリの量を示している。

収されて体内の量が増えていき、有効血中濃度に到達する。そして、代謝や排泄のプロセスを経ることによって体内のクスリは徐々に減っていくことになる。投与後すぐにクスリの効果が現われず、時間とともに効かなくなっていくのはこのためである。

2.6.3　薬物動態を表わすパラメーター

クスリがどのくらいの速さで体の中に現われ、どのくらいの速さでなく

なっていくのか。このようなクスリの体内での動きの性質を表わしたものが、薬物動態パラメーターといわれるものである。クスリにはその説明書（添付文書）があり、そこには「効能または効果」、「用法および用量」などの使用法に関する情報や、「警告」、「禁忌」、「使用上の注意」などというクスリを使う上での注意事項のほかに、必ず薬物動態の情報が載っている。したがって、そのクスリの添付文書や医薬品集などを見ることによって、薬物動態の大まかな性質を知ることができる。表2.1に、よく使われる薬物動態パラメーターとその表わしている意味をまとめた。

クスリを服用した場合の服用後の経過時間（横軸）とクスリの血中濃度の時間推移を示した図2.10(b)において、曲線で囲まれた面積を、クスリの血中濃度 - 時間曲線下面積（Area Under Curve: AUC）という。このAUCは体が利用するクスリの量を示している。クスリの効き方や副作用に大きく関係しているパラメーターである。

2.6.4　血中濃度を決める要因

クスリの血中濃度は、何によって決定されるのだろうか。また、これに影響を及ぼす因子は何だろうか。クスリの血中濃度には、今まで述べてきたクスリの吸収・分布・代謝や排泄が関係している。まず、クスリを体内に取り込む吸収速度や吸収量が重要となる。クスリのAUCから算出するバイオアベイラビリティ（p.43）が吸収の指標となる。2番目として、クスリの代謝や排泄の過程で、これは、肝臓でのクスリの分解や腎臓からの尿への排泄を示している。これはクリアランスというパラメーターが指標となり、体内のクスリをクリア（掃除）する個人の能力を意味している。3番目は、クスリを体内に貯め込む過程（分布）で、その程度は分布容積というパラメーターによって示される。これらの三つの過程により、クスリの血中濃度 - 時間曲線の形（曲線の上昇や下降の傾斜）、AUCの大きさが決定する。

クスリの血中濃度は、図2.11に示したさまざまな要因によって影響され

第2章 医薬品の吸収・分布・代謝・排泄

表2.1 よく使われる薬物動態パラメーターとその表わす意味

薬物動態パラメーター	記号	意味
最高血中濃度	Cmax	クスリは投与後徐々に吸収され、血中濃度はやがて最高に達することになる。この最も高くなったときの血中濃度のこと。
最高血中濃度到達時間	Tmax	Cmaxに到達するまでの時間のこと。
血中濃度‐時間曲線下面積	AUC	縦軸に血中濃度、横軸に時間をとったグラフを書いたとき、その曲線（血中濃度-時間曲線）の下の面積のこと。投与されたクスリに体がどのぐらいさらされたかの量を表わす。
消失半減期	$t_{1/2}$	血中濃度が、ある値からその半分の値に減少するまでにかかる時間のこと。消失半減期が大きければクスリはなかなか体から消失しないことになる。また繰り返してクスリを投与する場合、消失半減期の約5倍の時間が経過すれば血中濃度は定常状態（クスリの吸収と消失速度がつりあって、血中濃度が一定の幅で推移する状態）になる。
クリアランス	CL	単位時間内に体内から除去される薬物量がどれだけの血漿分の容積を示すかを表わした値のこと。血中濃度当たりの消失速度を表わす。クリアランスが大きいほど体からクスリを消失する能力が大きく、クスリの消失は早いことになる。
分布容積	Vd	クスリが体内で分布可能な容積を示した値のこと。クスリが体の中でどのぐらい広がるかを表わしているが、あくまでも計算上の値であり、実際の解剖学的用量とは一致しない。

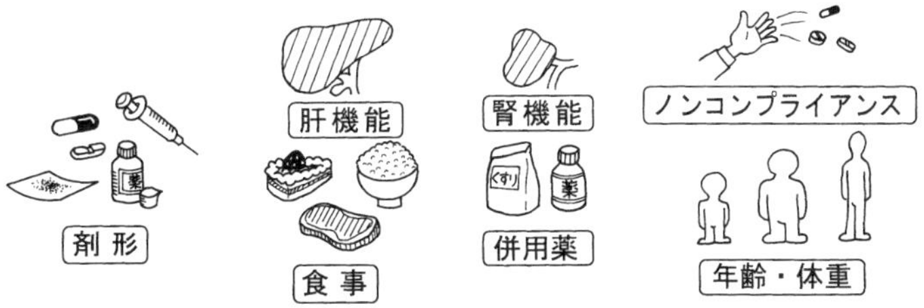

2.6 クスリの人口調査：薬物動態

図2.11 クスリの血中濃度に影響する要因。クスリの血中濃度は剤形、食事、肝・腎機能、年齢、体重、併用するクスリや飲み忘れなどによって影響される。

るのである。

第3章　医薬品・漢方薬・食品と健康危害
　——ヒトの体にとって"安全性"ってナニ？——

梅垣敬三

第3章　医薬品・漢方薬・食品と健康危害

3.1　はじめに

3.1.1　安全とは

　安全とは、危害や悪影響を受ける恐れのないことである。医薬品に限らず、食品成分、食品添加物、農薬など、われわれが体内に取り込む化学物質は体にとってすべて異物であり、何らかの影響を及ぼす可能性がある。化学物質の安全性を考えるときは、物質自身が有する有害作用だけでなく、その影響を修飾する種々の因子も考慮しなければならない。安全性を修飾するそれらの因子としては、利用方法（大量摂取、長期摂取、目的外の利用）、感受性の高い人（高齢者、乳児、妊婦、アレルギー体質、病人などの身体機能が低下した人）、同時摂取する医薬品や食品成分との相互作用などがある（図3.1）。一方、化学物質によって引き起こされる生体への有害作用としては、たとえば、下痢や腹痛のような症状から、肝臓や腎臓な

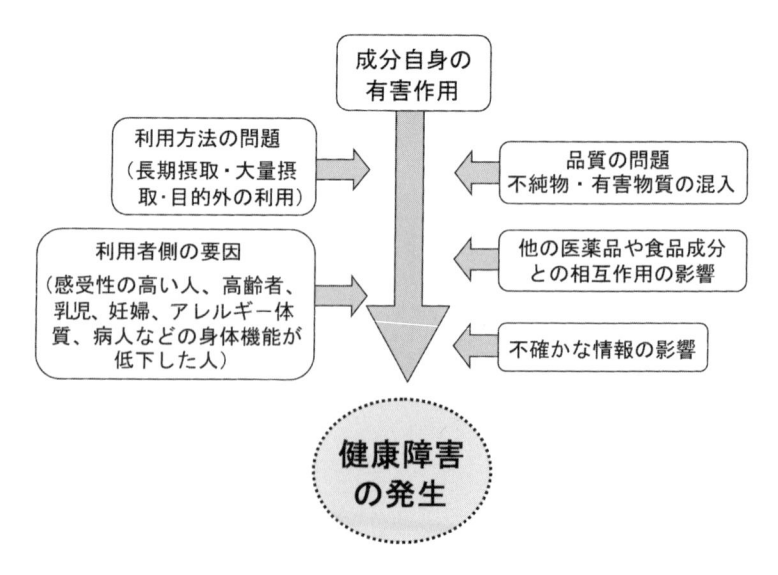

図3.1 医薬品等の安全性に影響する種々の因子。

3.1 はじめに

どの臓器や組織障害、アレルギー反応、発癌性や催奇形性など、かなり広範囲にわたっている。

3.1.2 投与量と作用の関係

通常、医薬品や食品成分などの化学物質を摂取したときの生体の反応は、有益な作用、有害な作用（毒性）のいずれも投与量（摂取量）と密接に関連し、投与量に依存した反応（dose-response）を示す。すなわち、化学物質に対する生体の反応は、通常その投与量が少ないときは、有益な作用も有害な作用もないが、投与量がある程度多くなると生体に対する影響が出てくる。この時の影響が好ましい効果（期待する効果）ならば、薬効（主作用）または有効作用になる。他方、この影響が好ましくない、あるいは望まない作用ならば、副作用あるいは有害作用と判断される（図3.2）。アレルギー反応についてはきわめて低い摂取量から発現し、一般的には用量依存的な反応を示さない。

投与量と毒性の関連を示す値として、ADI（Acceptable Daily Intake, 1日

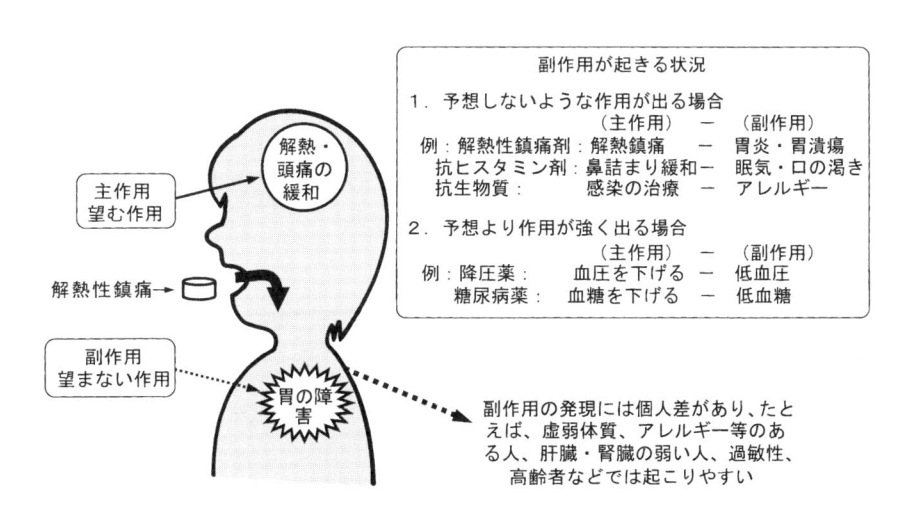

図3.2 主作用と副作用ならびに副作用が起きる条件。

許容摂取量）やNOAEL（Non-Observed Adverse Effect Level, 無毒性量）、LOAEL（Lowest Observed Adverse Effect Level, 最小毒性量）、あるいはNOEL（Non-Observed Effect Level, 無影響量）やLOEL（Lowest Observed Effect Level, 最小影響量）という言葉が使われる。NOELやLOELは一般的な生体影響、NOAELやLOAELは有害な影響を示している。ADIは主に食品添加物や残留農薬の安全性評価に用いられている指標であり、ヒトが一生涯にわたって摂取し続けても安全であると考えられる摂取量である。ADIは、NOAELを安全係数（Safety Factor）で除した値である。安全係数は不確実性係数（UF, Uncertainty Factor）ともいわれる。ここで安全係数は、種差ならびに個体差がそれぞれ10倍を超えることがないというこれまでの経験から、$10 \times 10 = 100$とし、通常100という値が利用されている。ADIの値が高い物質ほど安全性が高いと考えられる（図3.3）。

3.1.3 毒性試験とその内容

　医薬品や食品添加物など、その安全性を確保する目的で、マウスやラットなどのげっ歯類を用いた毒性試験が行なわれる。毒性試験としては、まず表3.1に示した一般毒性試験、ならびに特殊毒性試験がある。急性毒性試験（単回投与毒性試験）は、動物に1回投与して発現する急性毒性を調べる試験である。毒性を示す指標としてLD_{50}（Lethal Dose 50、50％致死量）が算出されている。LD_{50}が使われるのは、同じ種類の動物でも個体によって感受性が異なり、死亡する投与量に差が生じるためである（図3.4）。LD_{50}の値が大きいほど毒性の少ない物質である。反復投与毒性試験には、被検物質を28日間反復投与する亜急性毒性試験、1年間反復投与する慢性毒性試験がある。特殊毒性試験としては、繁殖毒性試験、催奇形性試験、発癌性試験、アレルギーの有無を調べる抗原性試験、変異原性試験、神経毒性試験がある。発癌性試験では動物に一生涯にわたって、また、繁殖・発生毒性試験では2世代にわたって動物に被検物質を投与し、その影響の有無が検討される。変異原性は、復帰突然変異試験（Amesテスト）

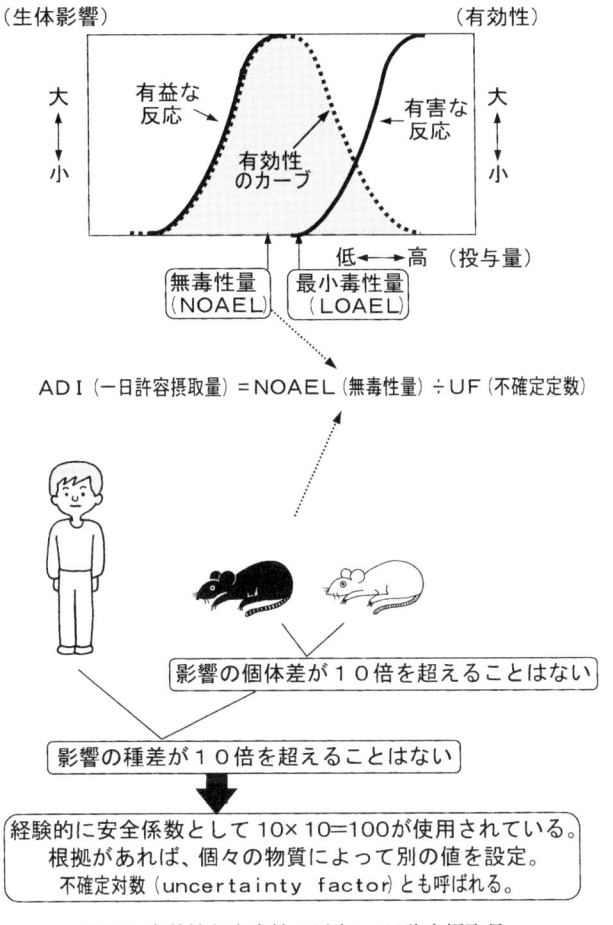

図3.3 有効性と有害性の反応、1日許容摂取量。

やラットやマウスを用いた小核試験などにより評価されている。

物質に対する感受性には種差のあることから、実験動物では、ラットやマウスのようなげっ歯類だけでなく、イヌや霊長類（マーモセットやカニクイザル）が用いられることもある。また、投与経路としては、被検物質の利用目的に応じて、経口投与以外に、経皮、皮下、静脈内などでも検討される。化学物質の代謝・解毒に種差があることから、最近ではヒトの培

第3章　医薬品・漢方薬・食品と健康危害

表3.1 安全性試験の種類と内容

試験の名称		検討する内容
一般毒性試験	急性毒性試験	被検物質を動物に1回大量投与して急性に発現する毒性を調べる（単回投与毒性試験）。
	亜急性毒性試験	被検物質を動物に数週間から数ヵ月（28日または90日）間投与し毒性の発現を調べる（28日間反復投与毒性試験、90日間反復投与毒性試験）。
	慢性毒性試験	被検物質を動物に1年以上の長期間投与し、毒性の発現を調べる（1年間反復投与毒性試験）。
特殊毒性試験	変異原性試験	動物や微生物を用いて遺伝子に対する被検物質の影響を調べる（Amesテスト、小核試験）。
	発癌性試験	動物に一生涯にわたって被検物質を投与して発癌性に対する影響を検討する。
	繁殖毒性試験	動物に2世代にわたって被検物質を投与し、生殖能力等に対する影響を調べる。
	催奇形性試験	妊娠動物に被検物質を与え、胎児の発生等に対する影響を調べる。
	依存性試験	被検物質の精神的な依存性等の有無を調べる。
	抗原性試験	被検物質のアレルギー発現の有無を調べる。

養細胞を利用した検討も行なわれている。さらに、動物実験において安全性を調べる際、実験動物の飼育環境などが試験結果に大きく影響するため、適切な条件で安全性試験を行なうための基準であるGLP（Good Laboratory Practice、優良実験所基準）が定められている。

　医薬品については、さらに薬効などを調べる薬理試験、薬物の吸収・代謝・排泄を調べる薬物動態試験が行なわれ、これらの試験結果から、ヒト試験を行なう価値があるかどうかの判断、安全性に関する詳細な基礎的情報が得られている。医薬品としての開発の価値があると判断された物質については、第Ⅰ相から第Ⅲ相までの臨床試験が引き続き行なわれる（図3.5）。

図3.4 致死率とLD_{50}の関係。

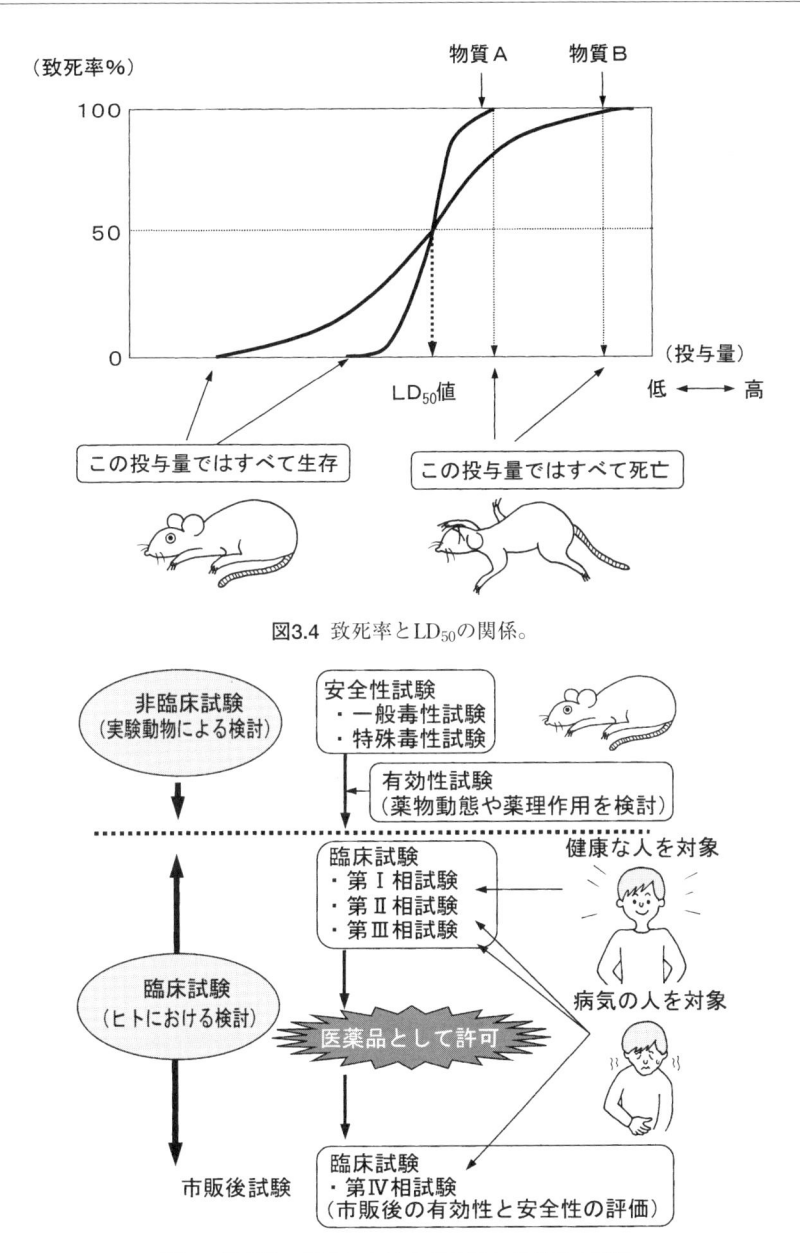

図3.5 医薬品の開発における安全性と有効性の試験。

3.1.4 臨床試験

動物を用いた安全性と有効性の試験を行なった上で、医薬品としての開発の価値があると判断された物質について、実際のヒトにおける試験、すなわち臨床試験が行なわれる。臨床試験は第Ⅰ相から第Ⅳ相まである。第Ⅰ相は、健常なボランティアを被験者とした安全性試験、第Ⅱ相と第Ⅲ相は、患者を対象とした安全性と有用性の試験である。医薬品として承認された場合は、第Ⅳ相の臨床試験として、市販後の安全性や有用性に関する情報収集が行なわれる。表3.2にその臨床試験の概要を示した。

3.2　医薬品が関係した健康危害

医薬品の開発段階で、安全性に対する動物試験や臨床試験など多くの検討が行なわれるが、それでもこれまで健康障害が発生した事例は多く、そ

表3.2 臨床試験の種類と内容

試験の名称	対象者と例数	試験の内容
第Ⅰ相試験	健常者で数十例	オープン試験または単純盲検試験により動物では検出できなかった安全性と薬物動態を検討する。
第Ⅱ相試験（前期）	患者で数十例	オープン試験により健常者では検出できなかった安全性、薬物動態、有効性、有用性を検討する。
（後期）	患者で数百例	二重盲検法により投与量決定、有用性を検討する。
第Ⅲ相試験	患者で数千例	二重盲検試験により有効性、安全性、有用性を検討する。
医薬品として許可・市販		
第Ⅳ相試験（市販後の試験）	患者で大多数	オープン試験または二重盲検試験により開発段階では明らかにできなかった副作用の発現、有効性の検証を行なう。

れらの中には衝撃的なものもある。この事実は、医薬品による安全性の確保と健康危害の発生防止のむずかしさを示している。医薬品が関連した重大な健康危害で、単なる副作用として容認できないものは「薬害」と呼ばれている。薬害の発生には、医薬品本来の有害性だけでなく、販売者側や行政側の対応などの人為的要因が複雑に関係している。最近ではそれらの教訓を生かし、安全性を確保するための対策がとられている。医薬品の販売が許可された後の副作用に関する情報収集と障害発生時の迅速な情報提供は、その一例である。以下に示したサリドマイド、クロロキン、キノホルム、血液凝固因子の製剤、ソリブジンは、これまで発生した代表的な薬害である。

3.2.1 サリドマイド事件

催眠・鎮静剤として利用されたサリドマイドは世界的な規模で薬害を発生させた。サリドマイド剤はわが国では1958年から販売されていた。1961年11月に、ドイツの医師からサリドマイド剤との関連が疑われる奇形児の発生が報告された。その発表後、ドイツではすみやかにサリドマイド剤は市場から回収された。一方、日本ではドイツなどの情報は迅速に生かされず、1962年5月に出荷停止されたが、市場からの回収は行なわれず、1962年9月にようやく市場回収が行なわれた。このような対応の遅れが、わが国において被害を拡大させた。出生した子供には、四肢の奇形、難聴や心臓・消化器などに異常が認められ、アザラシ症とも呼ばれている。

3.2.2 スモン事件

整腸剤として販売されたキノホルムが原因になった事件であり、被害者は1万人を越す大規模なものであった。障害が亜急性脊髄視神経症（Subacute Myelo-Optico-Neuropathy）であったことから、その頭の文字をとりSMON（スモン）事件と呼ばれている。キノホルムは、1942年から製造許可されていたが、1955年ごろからその被害が散発し、1960年代後半

第3章　医薬品・漢方薬・食品と健康危害

に大量に障害が発生した。1970年9月、疫学調査の結果からキノホルムが原因であることが報告され、ようやく販売の一時停止と使用見合わせの行政措置がとられた。その後、動物実験においてもキノホルムと被害発生の因果関係が確認されている。問題となったキノホルムの副作用は、1939年に販売会社が動物実験において確認していたが、公表されていなかった。

3.2.3　薬害エイズ事件

　1980年代の中ごろ、主に血友病の患者がHIV（Human Immunodeficiency Virus, ヒト免疫不全ウイルス）が混入した非加熱血液製剤を利用したことにより、HIVウイルスに感染した事件である。HIVに感染すると、体内のTリンパ球が破壊されて免疫機能が損なわれる疾患であるエイズ（AIDS, Acquired ImmunoDeficiency Syndrome, 後天性免疫不全症候群）を発症する。エイズ患者は、通常は感染症として問題にはならないウイルスや細菌、真菌などにも感染し、カポジ肉腫のような悪性腫瘍にも罹患し、死亡率が高い。

　薬害エイズ事件では、血友病の全患者の約4割がHIVに感染したといわれている。血友病は、血液凝固に必要な因子を欠損しているため、出血が止まりにくい疾患であり、止血に必要な凝固因子を含む血液製剤を利用しなければならない。わが国では、1970年代後半から非加熱血液製剤がアメリカから輸入されて利用されていた。1982年にアメリカ疾病予防センター（CDC）から、非加熱血液製剤を利用した血友病患者がHIVに感染していることが報告され、翌年の医学雑誌でも非加熱血液製剤の利用者がHIVに感染する危険性が指摘された。アメリカでは1983年に、HIV感染の危険性に配慮して加熱血液製剤が承認された。しかし、わが国では非加熱製剤の使用中止や加熱製剤の承認が迅速に行なわれず、そのような対応の遅れから血友病患者のHIV感染が広まった。日本において加熱製剤が承認されたのは1985年12月であった。

3.2.4 クロロキンの事例

抗マラリア薬として開発されたクロロキンの長期投与によって、視野のごく中心部しか見えないクロロキン網膜症が多発した事件である。当初からクロロキンによる目の調節障害は知られていたが、長期投与を必要とする慢性関節リウマチやぜんそく、てんかんなど、クロロキンの有用性に関して科学的根拠が乏しい症状にも利用されたことが被害を拡大させた。わが国では1955年から販売され、1960年前半からクロロキンの関与が疑われる網膜症が報告されはじめた。その後、クロロキンの利用と網膜症の関係が調査され、1969年、クロロキンの利用による網膜症の発症を添付文書に記載するように旧厚生省から指示が出された。メーカーによる製造中止は1974年までかかった。

3.2.5 ソリブジンの事例

1993年、帯状疱疹（たいじょうほうしん）治療薬ソリブジンと抗癌剤の5-フルオロウラシルを同時に摂取したことにより、短期間に多数の死者（約1ヵ月間に15名）が発生した。癌患者や免疫能が低下した患者では、ヘルペスウイルスが増殖して帯状疱疹ができやすいため、その治療にソリブジンが用いられた。その時、ソリブジンと抗癌剤の5-フルオロウラシルに薬物間の相互作用があり、抗癌剤の代謝が阻害されたため、5-フルオロウラシルの副作用が増強された（図3.6）。抗癌剤は通常毒性を示す限界量で投与されることも、副作用の発現に関係していた。

この薬剤間の相互作用はソリブジンの添付文書には記載されていたが、記載場所がわかりにくい箇所であったこと、その時点において薬剤間の相互作用の重要性が認識されなかったことが、重大な被害の発生につながった。この事件がきっかけになり、その後、薬剤間の相互作用の重要性が広く認識されるようになった。

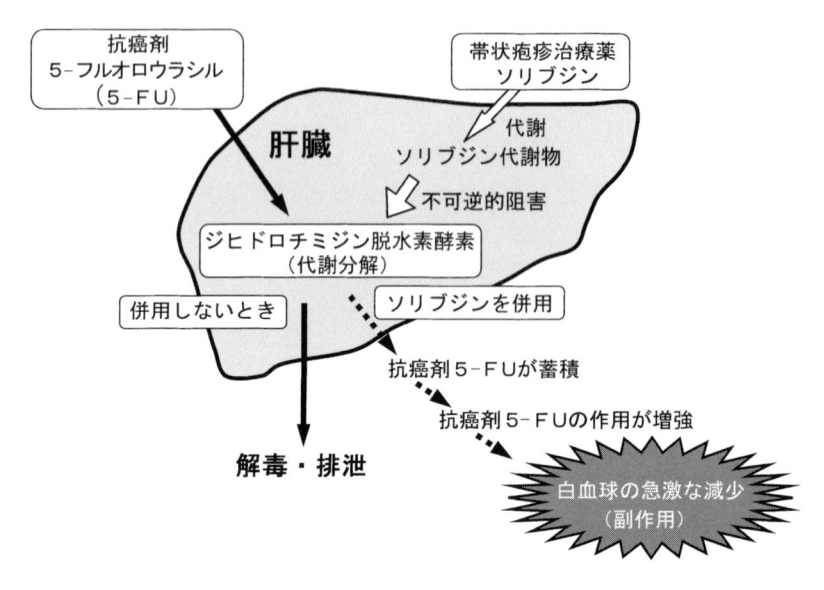

第3章　医薬品・漢方薬・食品と健康危害

図3.6 医薬品間の相互作用を介したソリブジンによる副作用の発現。

3.3 漢方薬が関係した健康危害

　漢方は中国の伝統的な医学であり、その治療に利用される薬が漢方薬である。通常、漢方薬は複数の生薬が配合されており、処方薬名が異なっても、同じ生薬が配合されていることもある（図3.7）。また、本来の使用方法は、患者個人の体質などを評価したものである。これらの点を理解しないで漢方薬が利用されると、副作用や健康障害が発現する可能性が高い。

3.3.1　アリストロキア酸による腎障害について

　「龍胆瀉肝湯（リュウタンシャカントウ）」は、尿道炎、膀胱炎、前立腺炎などの泌尿器系の疾患に利用されている漢方薬である。日本では、地黄（ジオウ）、当帰（トウキ）、木通（モクツウ）、黄芩（オウゴン）、車

前子（シャゼンシ）、沢瀉（タクシャ）、甘草（カンゾウ）、山梔子（サンシシ）、竜胆（リュウタン）が配合されているが、中国ではこの処方の中に「木通」でなく「関木通（カンモクツウ）」が最近まで配合されていた。関木通には腎障害を引き起こすアリストロキア酸（馬兜鈴（バトレイ）酸、10-nitro-phenanthrene-1-acids）が含まれている。そのため、中国、ヨーロッパ、日本においてこの生薬が関係した健康障害が発生した。

アリストロキア酸と腎障害の関係は、1990〜1992年、ベルギーにおいて出回った漢方薬入り痩せ薬の摂取者に腎障害が発生したことから注目されるようになった。この痩せ薬の中にアリストロキア酸を含む生薬が配合され、摂取者は腎障害を起こして透析や腎移植を受けることになった。その後、被害者には尿路系の癌が発生することも報告された。わが国でも関西地方において、関木通を配合した中国製健康食品を摂取した人に腎炎の発生が報告され、該当する健康食品からアリストロキア酸が検出された。中国では、1998年から2002年まで関木通による尿細管間質性腎障害の報告が

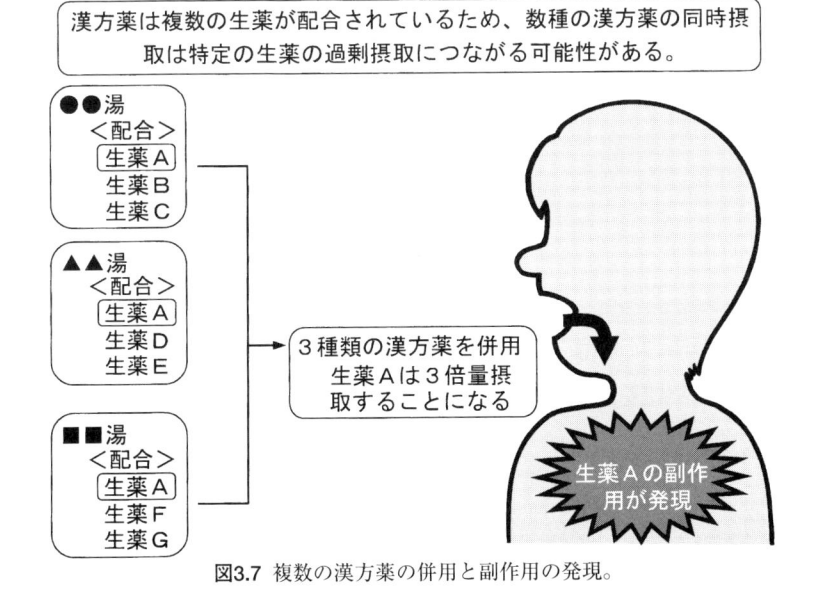

図3.7 複数の漢方薬の併用と副作用の発現。

多く出された。その後、中国では関木通の薬剤としての使用許可の取消、ならびに「龍胆瀉肝湯」などの処方に配合された馬兜鈴科の「関木通」を木通科の「木通」に置き換える通告が出された。

　純度の高いアリストロキア酸は、腎臓に対する毒性・発癌性や変異原性があること、アリストロキア酸を含む関木通をラットに大量投与した場合には急性腎障害、長期間低用量を投与した場合には慢性腎不全をそれぞれ引き起こすことが明らかにされている。アリストロキア酸は、関木通以外に、「広防已（コウボウイ）」、「青木香（セイモッコウ）」、「馬兜鈴（バトレイ）」、「天仙藤（テンセントウ）」、「尋骨風（ジンコツフウ）」、「朱砂蓮（シュシャレン）」などの生薬にも含まれているが、これらの生薬は日本薬局方に収載されていない。また、「細辛（サイシン）」にもアリストロキア酸が含まれているが、日本薬局方に収載されている細辛（根と根茎の部位）からは検出されていない。しかし、昨今のインターネットを介した個人輸入などでは、アリストロキア酸を含有した生薬を含んだ漢方薬が流通している場合もあり、注意を要する。

3.3.2　小柴胡湯による間質性肺炎について

　「小柴胡湯（ショウサイコトウ）」は、約1700年前の後漢時代における中国の名医、張仲景が考案した処方であり、柴胡（サイコ）、半夏（ハンゲ）、黄ゴン（オウゴン）、大棗（タイソウ）、人参（ニンジン）、甘草（カンゾウ）、生姜（ショウガ）が配合されている。日本では江戸時代からすでに使用されていた。この処方は、もともと胸脇苦満、嘔吐感、口が苦い、発熱と悪寒が交互に起こるような症状に適用されてきたが、近年、抗炎症作用・生体（肝臓）膜保護作用および線維化抑制作用が認められたことから、肝疾患治療薬（主にC型肝炎）として広く使われてきた。

　しかし、1991年に「小柴胡湯」による間質性肺炎の副作用が報告され、製品の「副作用」の項に"使用上の注意"を記載するように旧厚生省から勧告が出された。1993年（平成5年）には、「小柴胡湯」とインターフェロ

ン（IFN）-α製剤との併用による間質性肺炎の発症が23例報告され、両製剤の併用は望ましくないという注意喚起が出された。その後も、旧厚生省から数度にわたり注意喚起が出されたが、1998年（平成10年）から2000年（平成12年）までに本剤との関連性が否定できない間質性肺炎が50例（うち死亡8例）報告された。この小柴胡湯が、肝硬変や肝癌の患者に使用されると、重篤な転帰をとることが多いため、これらの患者への使用は禁忌とするなど、注意喚起の改訂が行なわれている。

「小柴胡湯」による間質性肺炎の発生機序は明確にはされていない。小柴胡湯以外に、柴朴湯（サイボクトウ）、柴苓湯（サイレイトウ）、柴胡桂枝乾姜湯（サイコケイシカンキョウトウ）、辛夷清肺湯（シンイセイハイトウ）、清肺湯（セイハイトウ）、大柴胡湯（ダイサイコトウ）、半夏瀉心湯（ハンゲシャシントウ）についても、間質性肺炎が報告されている。

3.3.3 生薬製剤による副作用

生薬製剤および漢方薬による肝機能障害の発症頻度は、全薬剤性肝障害の0.01〜0.05％とされているが、これらの薬剤の使用が増加していることから肝障害の増加が懸念される。薬物性肝障害が疑われる生薬製剤は、厚生労働省などから公表されている。

2002年に、芍薬甘草湯（シャクヤクカンゾウトウ）によるうっ血性心不全が2例（いずれも高齢女性で3ヵ月以上芍薬甘草湯を服用）報告され、その症例において低カリウム血症などの電解質代謝異常が認められた。芍薬甘草湯は、鎮痛作用を有し、筋肉痛やしびれなどの症状に使用されており、甘草（カンゾウ）と芍薬（シャクヤク）が配合されている。甘草の主要活性成分はグリチルリチン酸であり、それが尿細管におけるカリウムの排泄促進作用を有するため、多量投与や長期間投与によって低カリウム症、ミオパシー、偽アルドステロン症を引き起こす可能性がある。

これらの疾患を有する患者に甘草を1日量2.5g以上含有する処方は禁忌であり、また、副作用発現には個体差が大きいため、甘草を多量に用いる

第3章　医薬品・漢方薬・食品と健康危害

場合は副作用を回避するため、電解質や血圧などを定期的に測定する必要がある。さらに、甘草は漢方エキス製剤のおよそ7割に含有されているため、2種類以上の漢方製剤を併用する際には注意する必要がある。利尿剤やグリチルリチン酸およびその塩類を含有する製剤との併用も、注意を払うべきである。その他、生薬製剤による膀胱炎、湿疹、皮膚炎などの副作用が報告されている。発症機序は不明であるが、アレルギー反応の関連が示唆されている。

3.4　食品が関係した健康危害

　食品が健康危害を起こす原因には、病原微生物や有害物質の混入、天然の毒素、食物アレルギーなどさまざまなものがある。最近では、BSE（Bovine Spongiform Encephalopthy, 牛海綿状脳症または"狂牛病"）や病原性大腸菌O-157の出現など、新たな問題も生じている。わが国の食糧自給率は約40％程度であり、食糧の大部分を諸外国から輸入していることも、食品の安全性問題を複雑にしている。

　他方、食生活が豊かになり、高齢化人口が増えたことから、食品に対して健康効果や保健効果が求められるようになってきた。このような背景から、食品と医薬品の中間の性格を持つ健康食品などが市場にあふれている。概して、健康食品はその有効性に科学的根拠のないものが多く、安全性が確認されていない化学物質の添加、医薬品成分の添加など、違法な商品もある。さらに、健康食品などの利用対象者は疾病を有する者が多いので、医薬品との相互作用を介した安全性も問題になってきている。主に健康食品などが関係した問題点ならびに問題となった事例は、以下のようになっている。

3.4.1　品質に関連した事例

　通常、健康食品の素材は、これまでわれわれが摂取してきた経験があり

3.4 食品が関係した健康危害

安全と判断できるものが多い。しかし、健康効果や保健効果など、特定の目的で、ある特定成分を濃縮して利用する条件では、同じ物質を連続して多量に摂取するため、該当する成分あるいは製品中に含まれる不純物質を過剰に長期摂取することになり、有害作用が発現することもある。

　たとえば、睡眠導入を助ける効果があるサプリメントして利用されていたアミノ酸のトリプトファンの事例がある。メーカー側の製造方法の変更により製品中に不純物が混入したため、好酸球多増筋痛膜炎が発生し、米国において1500人以上の被害者、および38人の死者を出した。不純物の混入レベルは1%以下と推定され、利用者の体質的な影響も被害発生に関連していると考えられている。また、ゲルマニウムを含む健康食品の利用により肝障害を引き起こした例がある。

　健康障害は起こしていないが、健康食品の品質が関係した最近の事例として、血液循環などの改善作用が期待できるイチョウ葉エキス製品中のギンコール酸の問題がある。イチョウ葉中にはアレルギーを起こすギンコール酸が含まれ、イチョウ葉エキスの規格品ではこの濃度が5ppm以下になるように設定されている。しかし、市場には同じイチョウ葉エキスの名称でも規格のない商品があり、そのような商品からはかなり高濃度のギンコール酸が検出された。

　食品の品質を確保するシステムとして、乳製品などではHACCP（Hazard Analysis and Critical Control Points, 危害分析重要管理点監視）という品質管理システムが取り入れられている。HACCPは、従来の最終製品の検査のみで品質チェックをするのではなく、製造の個々の重要な過程を常時監視することで最終製品の品質と安全性を確保する手法である。また、トレーサビリティ（追跡可能性）といって、食品の生産・加工・流通などの各段階で原材料の出所や食品の製造・販売ルートを記録することにより、問題が生じたときの原因究明や問題となった製品の追跡や回収を容易にするシステムを取り入れた食品もある。このようなシステムは、食品などの安全性に重要な商品の品質を確保する新しい取り組みの例である。

3.4.2 違法に医薬品が混入された事例

食品に医薬品を添加することは違法であるが、表3.3に示したように、これまで何度も健康食品に医薬品が添加された事例がある。消費者は、「食品は、医薬品のような副作用がなく安全で、より健康効果や保健効果のある商品を選択したい」という考えを持っているが、違法行為を行なう業者は利益のみを追求している。このような構図が、医薬品を添加した健康食品の出現の要因となっている。

医薬品は、医師や薬剤師などの専門職のアドバイスのもとで、副作用の発現に配慮して適切に利用されている。そして、そのような状況でも副作

表3.3 健康食品に医薬品が添加された過去の事例

添加された医薬品	標榜内容	問題となる副作用等
デキサメタゾン（副腎皮質ホルモン剤）	リウマチや関節の痛みに効く	感染症の増悪、満月様顔貌
インドメタシン（非ステロイド性抗炎症薬）	肩こり・関節炎・神経痛に効く	悪心・嘔吐、食欲不振など
甲状腺粉末（甲状腺機能異常治療薬）	ダイエットに効果がある	頻脈、動悸、手のふるえなどの甲状腺機能亢進症
フロセミド、またはヒドロクロロチアジド（利尿薬）	ダイエットに効果がある	糖尿病患者での血糖上昇、尿酸上昇、カリウム低下など
生薬のセンナ（下剤）	ダイエットに効果がある	腹痛、下痢等。妊婦では流産、授乳婦では乳幼に下痢
エフェドリン（気管支拡張薬、ぜんそく治療薬）	ダイエットに効果がある	血清カリウム値の低下、心悸亢進、食欲不振、発疹、口渇
グリベンクラミド（経口血糖降下薬）	血糖値を安定させる	低血糖
シルデナフィル（勃起不全治療薬）	強壮・強精・滋養強壮に効果がある	硝酸剤や一酸化窒素供与剤との併用により過度の血圧降下、心筋梗塞を発症

用が発生している。まして、偽って医薬品成分が健康食品に添加された条件では、副作用の発現と摂取した健康食品の因果関係を察知しにくく、結果として、添加された医薬品の副作用により重大な健康障害を起こす可能性がきわめて高い。

3.4.3　医薬品との相互作用を起こす食品の事例

ソリブジンと抗癌薬の併用による問題から、医薬品間の相互作用に注意が払われるようになった。食品や健康食品についても医薬品との相互作用を起こすことが、最近明らかにされている。健康食品の素材としてハーブ類が利用されている。この中のセントジョーンズワート（西洋オトギリ草）は、うつ病に対する効果があり、国内外において人気が高いが、肝臓の薬物代謝酵素（特に多くの医薬品の代謝に関係するサブタイプのCYP3A4）を誘導し、同時に摂取する医薬品の代謝を促進することにより、その薬理作用を減弱させることが明らかになった。

臓器移植を受ける人は、拒絶反応が起こらないように免疫抑制剤シクロスポリンを摂取している。この時、シクロスポリンとセントジョーンズワ

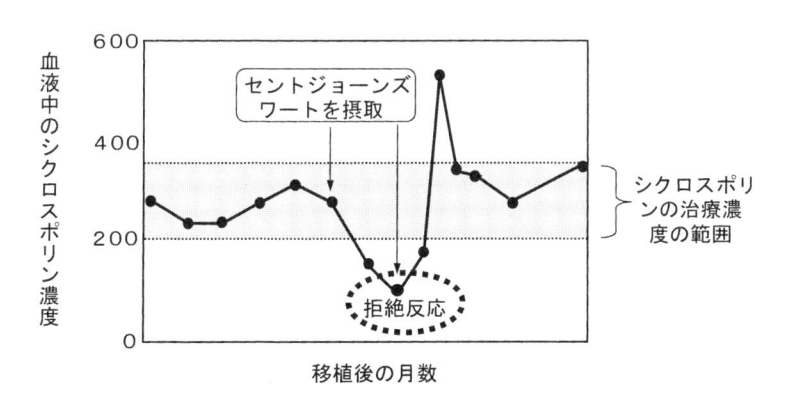

図3.8 ハーブと医薬品の相互作用の事例。移植を受けた患者が免疫抑制剤のシクロスポリンを服用し、同時にハーブ類の一つであるセントジョーンズワートを摂取したため、シクロスポリンの代謝が高まり、血液中濃度が低下して、拒絶反応が出た。セントジョーンズワートの摂取中止により相互作用は消失した。（『薬局』52巻2号（2001）p.76図2より）

第3章 医薬品・漢方薬・食品と健康危害

表3.4 ハーブ類と医薬品の相互作用の可能性

ハーブ類		相互作用が想定される医薬品名	相互作用の可能性
名　称	期待される有効性		
St. Johns Wort（西洋オトギリソウ）	穏やかな抗うつ作用、鎮静作用、不安緩解作用	シクロスポリン、硫酸インジナビル、テオフィリン、ジゴキシン	薬物代謝酵素チトクロームP450を誘導するため、薬物の代謝が亢進し、血液中濃度が低下して薬物の有効性が低下する。
		テトラサイクリン、チアジド系利尿薬	含有成分hypericinが光過敏症を起こす可能性があり、光線過敏症を起こす薬物の副作用が発現しやすくなる。
		レセルピン	含有成分hypericumがレセルピンの作用と拮抗する。
		セロトニン再取り込み阻害薬	併用はセロトニンの作用を高める。
		交感神経作動薬	モノアミンオキシダーゼ阻害作用を有する可能性があり、交感神経作動薬との併用は要注意。
Licorice（カンゾウ、甘草）	抗炎症作用、抗血小板作用、抗潰瘍作用、抗ウイルス作用、副腎皮質ホルモン様作用	抗不整脈薬（プロカインアミド、キニジン）	低カリウム血症を誘発し、不整脈を起こす。
		糖質コルチコイド	コルチゾールの半減期を長くし、その作用を増強する。
		ループ利尿薬（フロセミド）	低カリウム血症に対して相加的に作用する。
		チアジド系利尿薬	低カリウム血症に対して相加的に作用する。
		ジギタリス強心配糖体	長期の利用は低カリウム血症によりジギタリスの毒性を高める。

3.4 食品が関係した健康危害

ハーブ類		相互作用が想定される医薬品名	相互作用の可能性
名　称	期待される有効性		
Ginseng（ニンジン）	抗腫瘍作用、抗ウイルス作用、血漿脂質改善作用、抗血小板作用、抗酸化作用	血糖降下薬	血糖降下作用を有するため、血糖降下薬の作用を増強する。
		ループ利尿薬	製品に通常含まれているゲルマニウムがループ利尿の抵抗性を有し、利尿薬に対して抵抗性を示す。
		モノアミンオキシダーゼ阻害薬（フェネルジン）	併用は頭痛、振せん、躁病の発症を高める。
Ginkgo（イチョウ）	脳循環機能障害の改善、末梢循環障害による間欠性跛行の改善	抗凝血薬、抗血小板薬	含有成分ギンコライドBに血小板活性化因子の拮抗作用があり、抗凝固剤の作用を強める。
Saw Palmetto（ノコギリヤシ）	良性前立腺肥大症の緩和、抗アンドローゲン作用、抗炎症作用	α-アドレナリン作動性遮断薬	併用するとα-アドレナリン作動性遮断薬の作用を高める。
		男性ホルモン	男性ホルモンの作用と拮抗する。
Evening primrose（メマツヨイグサ）	月経前症候群に対する効果	抗痙攣薬	痙攣発症の閾値を高めることにより、抗痙攣薬の効果を低下させる。
Echinacea Augustifolia（エキナセア アウグスティフォリア）	免疫賦活作用、抗炎症作用、抗細菌作用、抗ウイルス作用	免疫抑制剤	免疫賦活作用があり、免疫抑制剤の効果を抑える。
		コルチコステロイド	コルチコステロイドの癌化学療法に影響する。

ートを併用したことにより、シクロスポリンの血液中濃度が低下し、その免疫抑制作用が低下した事例があった（図3.8）。その他のハーブ類と医薬品の相互作用の例として、表3.4に示した内容が知られている。

第 3 章　医薬品・漢方薬・食品と健康危害

　食品が医薬品の有効性に影響する例として、グレープフルーツジュースとカルシウム拮抗薬（降圧剤フェロピジン）がよく知られている。グレープフルーツジュースとカルシウム拮抗薬の併用は、カルシウム拮抗薬の降圧作用を増強して動悸や血圧低下などの副作用を起こすことが明らかになった（第4章、4.7.3項参照）。グレープフルーツジュース200ml程度の摂取で相互作用が認められている。静脈内に投与した医薬品との相互作用は認められないことから、消化管における薬物代謝酵素による代謝、ならびに消化管上皮細胞から管腔側への薬物排泄機能が阻害されることにより、薬物の吸収量が増加すること、ジュース中のフラノクマリン誘導体がその作用に関与していることが報告されている。

　グレープフルーツジュースとの相互作用が認められる医薬品には、トリアゾラム、テルフェナジン、シクロスポリンなどが知られている。他に医薬品との相互作用が起こる食品としては、表3.5に示した内容が知られている。

3.4 食品が関係した健康危害

表3.5 医薬品の有効性・安全性に影響する食品の例

飲食物	医薬品	相互作用の内用など
緑茶、紅茶、コーヒー	テオフィリン（気管支拡張薬、喘息治療薬）	コーヒー、紅茶、緑茶中のカフェインは医薬品のテオフィリンと同様の中枢神経興奮作用や利尿作用があり、両方の作用が重なって作用が増強される。
牛乳ならびに高カルシウム食品	鉄剤、セファレキシン（抗生物質）、テトラサイクリン（抗生物質）	食品中の金属イオン（Mg、Ca、Alなど）が医薬品と難溶性のキレートを形成して吸収が低下する。
牛乳や脂肪の多い食事	エトレチナート（皮膚用薬）、グリセオフルビン（抗真菌薬）	医薬品が脂肪とともに吸収される性質のため吸収が高まる。
高カルシウム食品	エチドロン酸二ナトリウム（骨粗しょう症、骨代謝改善薬）	吸収が著しく低下する
高カルシウム食品	エストラサイト(抗癌剤)	Caイオンとの間に不溶性の複合体が形成されるため吸収が低下する。
ビタミンK含有食品(ホウレンソウやブロッコリー等の緑黄色野菜)	ワルファリンカリウム（抗凝血薬）	ビタミンKがワルファリンの作用と拮抗し、ワルファリンの抗凝血作用が減弱する。
ビタミンB6含有食品	レボドパ（パーキンソン病・症候群治療薬）	レボドパの代謝が亢進して作用が減弱する。
グレープフルーツジュース	カルシウム拮抗薬（フェロジピン、ニソルジピン）、シクロスポリン(免疫抑制剤)	消化管における薬の代謝等が抑制され、体内への吸収量が増加する。
アルコール	ワルファリンカリウム（抗凝血薬）、トルブタミド（経口血糖降下剤）、フェニトイン(抗てんかん薬)	慢性的なアルコール摂取により肝臓の薬物代謝酵素が誘導され、摂取した薬物の代謝が亢進し、その作用が減弱する。
アルコール	中枢神経抑制薬（トランキライザー、鎮静薬、降圧剤）	アルコールに中枢神経抑制作用があるため、中枢神経抑制薬の作用が増強される。
チラミンを多く含む食品（チーズ、ワインなど）	モノアミンオキシダーゼ（MAO）阻害薬	MAO阻害薬がチラミンの分解を抑制し、体内に移行したチラミンがカテコールアミンを放出し、カテコールアミンの作用が増強される。

第4章　医薬品の相互作用
―― "クスリ"になるものの取り合わせってナニ？――

篠塚和正

第4章　医薬品の相互作用

4.1　はじめに

　病院で受け取る薬袋の中を見ると、たいてい何種類かのクスリが入っている。最近の薬物療法では、1種類のクスリだけを処方することはむしろまれで、多くの場合、2種類以上のクスリを組み合わせて与薬している。街の薬局で買ってきた風邪薬や水虫の薬のパッケージを見ても、数種類の成分名が記載されている。風邪薬の場合は、鼻水などを抑える抗ヒスタミン薬や解熱鎮痛薬、そして鎮咳薬などが入っていて、風邪の症状を総合的に抑えようという戦略が見える。また、水虫薬には抗真菌薬に加えて、すっとした清涼感をかもしだすメントールや局所麻酔まで入っていて、水虫の根治とともに今現在の悩みである「痒み」をとりあえず抑えようという目的もうかがえる。

　多剤を併用する理由をまとめると、目的とする作用（主作用）を最大限引き出すこと、そして、目的としない作用（副作用）を極力抑えるということになる。しかし、複数の薬物成分を使うことにより、その作用が単独使用のときとは異なったものに変化してしまうことがある。このような変化を薬物の相互作用（drug interaction）という。

　基本的には、意に反した薬物相互作用が現われないように、クスリを処方するときはその組み合わせをコントロールしている。しかし、他の病院や医師によって投与された薬物、処方なしに患者が独自に判断して服用した家庭薬まではカバーできない。さらに、ある種の食物とクスリの間で相互作用が起こることもある。相互作用が起こると、しばしば作用が強くなりすぎて大量投与に似た有害作用が現われたり、逆に、治療効果が弱くなって病状が悪化したりする。時には取り返しのつかない状況に陥ることもある。

　第3章（3.2.5）にもあるように、1994年に使用を開始した抗ウイルス薬のソリブジンと抗癌薬の5-フルオロウラシルとの併用で死亡例を多数生じ

た事件はあまりにも衝撃的で、社会的な問題にまでなった。新薬として世に出た後、わずかな使用期間で起こったこの事件は、薬物相互作用の重要性を浮き彫りにしたともいえる。

本章では、まず、相互作用の種類とそれが起こる体の場所（作用部位）、相互作用の起こり方（機序）を整理し、その上に立って実際の事例について紹介する。相互作用に関わる薬物は多く、薬物自身が多面的な薬理活性を持っているので、相互作用の内容も複雑・多様である。しかし、多剤併用療法が一般的に行なわれている現状では、相互作用を十分理解して対応することが大切である。本章を読まれることによって、その重要性を理解し、薬物どうしの関わり合いとその取合せに関心を持っていただければ幸いである。

4.2　併用の目的

予想外の薬物相互作用が発現する可能性を考えると、薬物の併用は極力避けるのが望ましい。しかしながら、同一患者が複数の疾患を持つ場合には、それらに応じた治療薬を使って治療することが必要となる。しかも、合併症のように一つの疾患が他の疾患の原因になることもあるので、多剤併用が行なわれるケースは避けられないのが実状である。

多剤併用の目的は、

① 主作用（目的とする作用・治療作用）の増強と、

② 副作用（目的としない作用・有害作用）の軽減である（図4.1）。

たとえば、作用の類似した薬物どうしを併用すれば、効力は増強される。増えた分、用量を減らすことが可能となり、これにより副作用の発現を防止することができる。また、副作用を直接軽減させるような薬物の組合せもある。以下には、このような目的で行なわれる併用の具体例を示す。

第4章　医薬品の相互作用

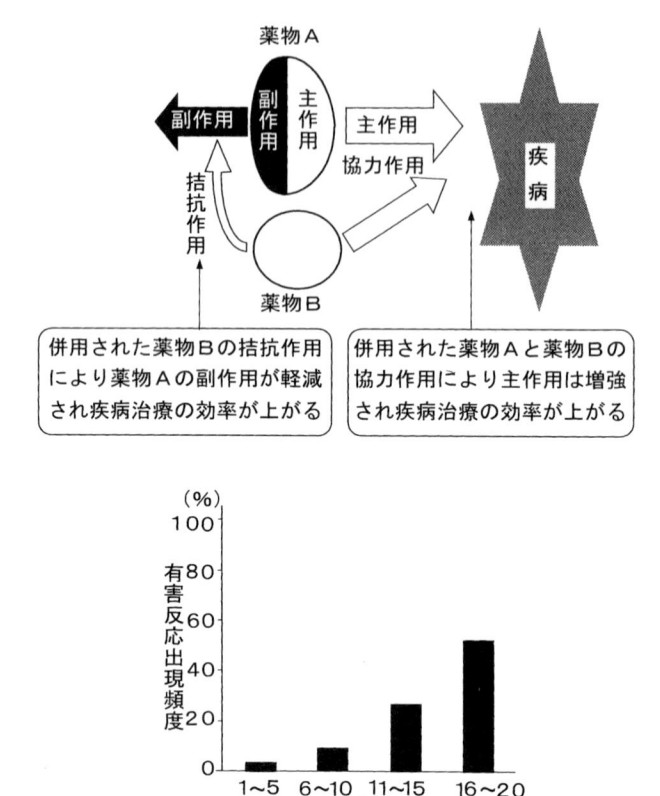

図4.1 併用の目的（上）と有害反応出現頻度（下）。一般的に、併用は主作用の増強と副作用の軽減を目的に行なわれるが、その反面、併用される薬物数が増えるほど有害反応の出現率も増える傾向がある。

4.2.1　主作用の増強

　レボドパはパーキンソン病の治療に用いられるが、せっかく服用しても、体の至るところに存在する酵素（レボドパ脱炭酸酵素）により分解され、脳に到達するレボドパの量は減少してしまう。一方、カルビドパは脳に移行しにくいという性質を持つとともに、レボドパ脱炭酸酵素を阻害する作

用も併せ持つ。したがって、カルビドパはレボドパの脳への効率的な移行を実現する（図4.2）。

4.2.2　副作用の軽減

ループ系利尿薬を長期間使用すると、低カリウム血症を起こしやすい。一方、スピロノラクトンのようなカリウム保持性利尿薬は、カリウムの排泄が少なく、副作用としては高カリウム血症になりやすい性質を持っている。したがって、逆の作用を持つこれら2剤を併用することにより、血中カリウムレベルを大幅に変えずに、安定した利尿作用を得ることが可能となる。

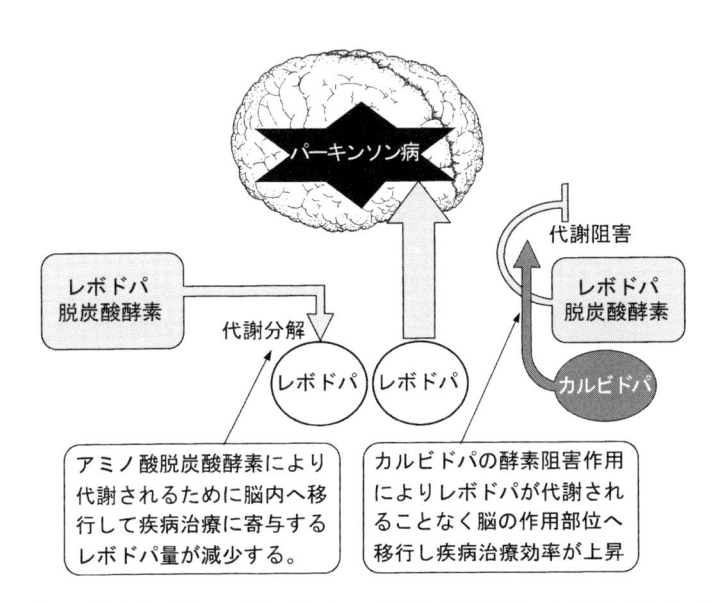

図4.2　主作用を増強する例：レボドパとカルビドパの協力作用。レボドパはパーキンソン病に関係する重要なドパミンの前駆物質で、血液脳関門を通過して脳内に取りこまれ、ドパミンに転換されて生理作用を発揮し、パーキンソン病を改善する。カルビドパはレボドパ脱炭酸酵素の阻害薬で、それ自体は血液脳関門を通過せず、脳内へ移行しない。これをレボドパとともに投与すると、レボドパの脳以外での脱炭酸反応を防ぎ、レボドパの脳への移行を高める。また、脳内に取りこまれたレボドパのドパミンへの転換には影響を及ぼさないため、脳内ドパミンを増加させる。

4.3 薬物相互作用の種類

薬物相互作用とは、クスリどうしが影響しあうことによって、その作用が変化することであるが、この「作用の変化」には、作用が増強されたか抑制されたかの2種類がある。併用により薬効が増強されるような相互作用を協力作用、逆に、減弱されるような相互作用を拮抗作用という。

4.3.1 協力作用（synergism）

薬物AにBを併用したときのAの作用が、A単独のときの作用よりも増えた場合、BはAの作用を増強したといい、このような相互作用を協力作用と呼ぶ。協力作用を起こす条件として、併用される薬物が同じ作用を有するということは必ずしも必要ではない。たとえば、抗ヒスタミン薬には眠気という副作用があるが、積極的な催眠作用はない。しかし、抗ヒスタミン薬と催眠薬を併用すれば、催眠薬の主作用は確実に増強される。臨床的には以下のような利点が考えられる。

① 治療作用をより強力にする。
② 個々の薬物の投与量を減量できる。特に、二つの薬物の主作用が同じで副作用が異なる場合は、減量することにより、同じ効力の主作用を維持しつつ副作用を軽減できる。

4.3.2 拮抗作用（antagonism）

薬物AにBを併用したときのAの作用が、A単独のときの作用よりも弱くなった場合、BはAの作用に拮抗したといい、このような相互作用を拮抗作用と呼ぶ。この場合も、二つの薬物が反対の作用を有することは必ずしも必要ではない。たとえば、モルヒネや合成麻薬によって呼吸麻痺が起こったときには、モルヒネ受容体の遮断薬であるナロキソンの静脈内注射または筋肉内注射でこれを改善する（図4.3）。ナロキソンは、モルヒネ受容

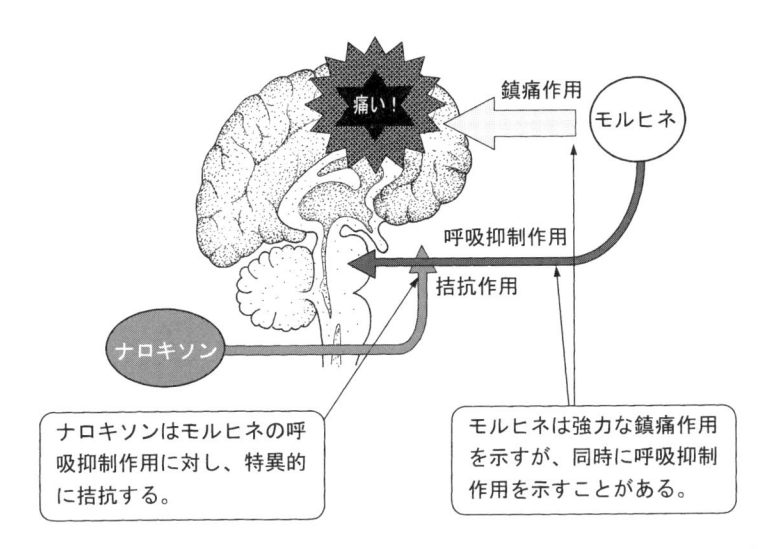

図4.3 副作用を軽減する例：モルヒネとナロキソンの拮抗作用。モルヒネはモルヒネ受容体を介して脊髄や視床などの求心性痛覚伝導路を抑制するとともに、脳幹から脊髄後角に至る下行性痛覚抑制系を賦活して鎮痛作用を示す。その一方で、副作用として呼吸抑制が現われることがある。ナロキソンはモルヒネ受容体で麻薬性鎮痛剤の作用に拮抗し、受容体刺激に起因する呼吸抑制を改善する。

体を麻薬性鎮痛剤と特異的に競合する作用を持っている。臨床的には、以下のような応用の仕方が考えられる。

① 中毒の治療に用いることがある。このような場合、特に解毒薬という。

② 主作用が同じで副作用が反対の場合は、副作用の軽減に特に有効である。前述（4.2.2）したループ系の利尿薬とカリウム保持性の利尿薬の関係は、これの好例である。

4.4 薬物相互作用の機序と起こる部位

薬物が効果を発揮するまでのプロセスを考えると、まず体内に吸収（absorption）されることが必要である。吸収とは薬物が血中に移行する

ことであるが、経口的に投与された薬物の場合は、まず消化管の上皮細胞を通過し、その後毛細血管内皮細胞を通り抜けて血液中に入ることになる。その後、血管から出て体中に広がるが、この過程を分布（distribution）という。治療を要する部位が血管の外の組織にある場合、この分布効率が薬効に大きく影響する。薬物が結合すべき部位（action site）が血管外にあるからである。薬効を発現した後、薬物は再び血中に移行し、肝臓で代謝（metabolism）されて不活化されるとともに、腎臓から排泄（excretion）される。このようにして、薬物は体の中で治療効果を示し消えていくが、この「吸収・分布・代謝・排泄」そして「作用」のいずれかのプロセスで薬物どうしが相互に作用しあい、薬効を変化させる（図4.4）。

4.4.1　物理化学的相互作用

薬物どうしの間で、物理的もしくは化学的な反応が起こる場合がある。薬剤学的な配合禁忌もこれに当たるが、このような反応を物理化学的相互作用という。消化管内でこのような相互作用が起こって薬物の溶解性が変化すれば、当然消化管吸収が変化し、薬効に影響する。また、吸収された後の血中でも物理化学的相互作用は起こりうる。たとえば、血液凝固阻害薬のヘパリンは多くの負の電荷を有し、これが抗凝血作用に重要な役割を果たすが、抗ヒスタミン薬やフェノチアジン系向精神薬のような陽性の電化を持つ塩基性の薬物は、このヘパリンの作用を減弱させてしまう。

4.4.2　薬物動態学的相互作用

薬物AにBを併用した場合、BがAの吸収・分布・代謝・排泄の受け方を変えるような影響を及ぼすことを、薬物動態学的相互作用という。その結果、作用部位における薬物濃度が変化し、最終的にはその効力が変わってしまう。この相互作用には、消化管内での物理的化学的相互作用、消化管運動、体液のpH、血漿タンパク質に対する競合性、薬物代謝酵素の誘導もしくは阻害、尿細管分泌での競合性などの諸変化が関係し、多くの場合

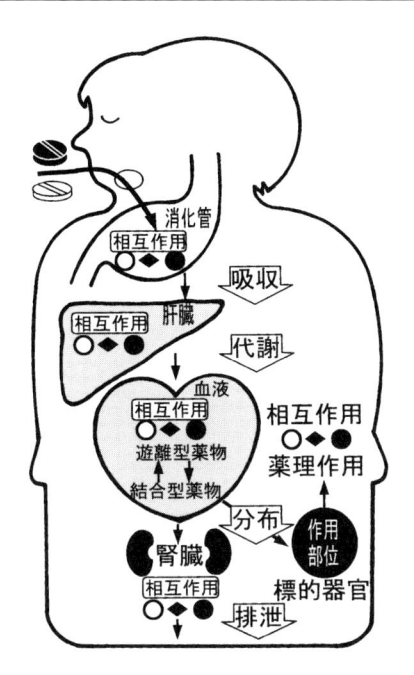

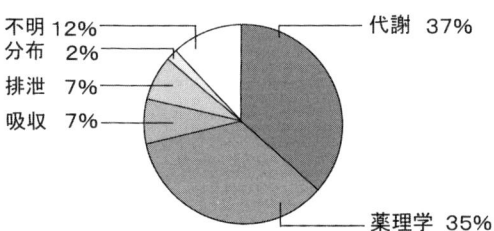

図4.4 薬物相互作用が起こる部位（上図）とその出現頻度（下図）。薬物と薬物が影響しあう部位としては、消化管、血液、肝臓と腎臓が挙げられる。これらは、薬物が吸収、分布、代謝、排泄に関わる場所であり、いろいろな影響を受けやすい。さらに、薬物の作用部位が薬理学的相互作用の場となる（上図）。これらの中で相互作用が最も起こりやすいのは代謝の過程であり、分布の過程では相互作用の影響は大きくない。（千葉寛『ファルマシア』**31**，992（1995））

これが機序となる。

4.4.3 薬理学的相互作用

薬物が薬効を発揮するために結合し、影響を及ぼす体内標的を、薬物の

第4章　医薬品の相互作用

cAMP：
cAMPはCa^{2+}ストアのCa^{2+}取りこみを促進する。

作動薬：
受容体に結合してこれを刺激する。

遮断薬：
受容体に結合するが、刺激しない。お鍋の蓋のように作動薬の結合を遮断する。

β受容体

アデニル酸シクラーゼ：
ATPからcAMPを作る酵素。

Ca^{2+}ストア：
Ca^{2+}を取りこむことにより細胞内Ca^{2+}が低下し筋は弛緩する。

ホスホジエステラーゼ：
cAMPを5′-AMPに分解する酵素。これにより細胞内cAMPレベルは低下する。

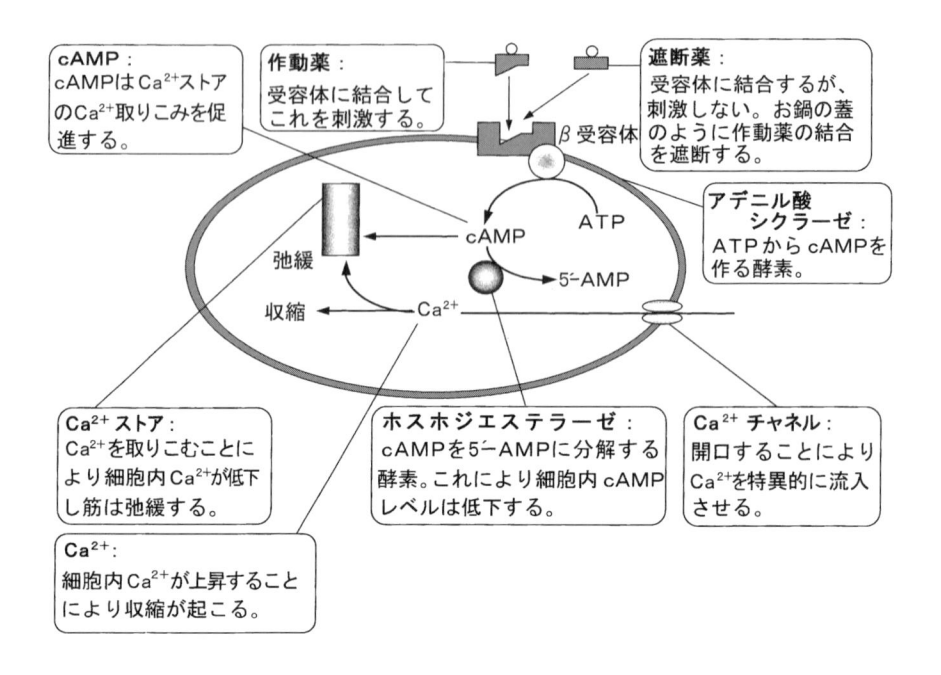

Ca^{2+}チャネル：
開口することによりCa^{2+}を特異的に流入させる。

Ca^{2+}：
細胞内Ca^{2+}が上昇することにより収縮が起こる。

図4.5 薬物の作用部位：受容体・イオンチャネル・酵素。作用部位の例を血管平滑筋で示した。β受容体作動薬は、β受容体を特異的に刺激してアデニル酸シクラーゼを活性化し、サイクリックAMP（cAMP）を産生する。cAMPは、Ca^{2+}ストアのCa^{2+}ポンプをリン酸化してそのポンプ機能を促進するため、細胞内のCa^{2+}は減少して筋は弛緩する。同様に、Ca^{2+}チャネル遮断薬でCa^{2+}チャネルを遮断したり、ホスホジエステラーゼ阻害剤でcAMPレベルを上昇させても弛緩が起こる。なお、酵素によっては細胞外で重要な役割を果たしているものもある。

作用部位もしくは作用点というが、作用部位の代表的なものとしては受容体、イオンチャネル、酵素がある。作用部位と薬物との関係は特異的であり、多くの薬物は自分専用の作用部位に選択的に結合し、影響を及ぼす。このような作用部位における相互作用を薬理学的相互作用という。その機序としては、薬物の結合・親和性や作用感受性の変化などが考えられる（図4.5）。また、作用部位が共通していなくても、同様もしくは逆の薬理作用を有する場合も薬理学的相互作用を示す。

4.5 薬物相互作用の各論

4.5.1 吸収における相互作用

消化管内における物理化学的相互作用：消化管の中で併用した薬物どうしが結合・吸着、もしくは他の物理化学的な反応を起こし、結果的に、難溶性物質や不活性物質を産生すると、薬物そのものの吸収率は変化する。一般的には吸収率が低下することが多い。たとえば、テトラサイクリン系の抗生物質を内服する際、制酸剤のようなマグネシウム、カルシウム、アルミニウムなどを含む薬物を併用すると、テトラサイクリンはこれらの金属と結合して不溶性のキレート化合物となり、吸収されにくくなる（図4.6）。

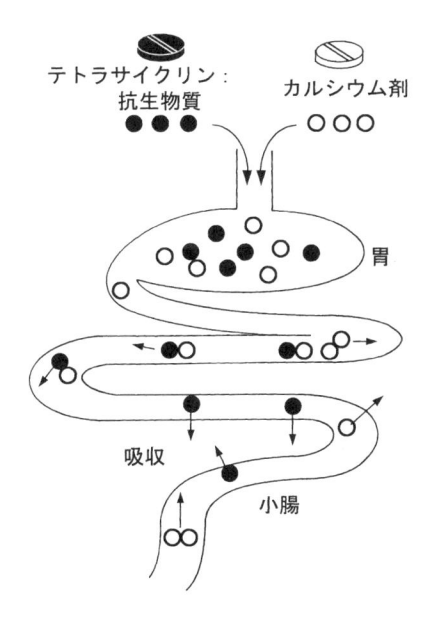

図4.6 胃腸管における薬物相互作用：吸収を阻害する例。テトラサイクリン系の抗生物質を服用するとき、カルシウムやアルミニウムなどを含む薬物（たとえば、カルシウム剤や制酸剤）と併用すると、消化管内で結合して吸収されにくいものに変化する。そのため、十分な薬効が発揮できなくなる。

これにより、生体利用率が低くなるため、クスリを服用したのに十分な治療効果が得られなくなるという結果を招く。

消化管運動を介した相互作用：一般的に薬物の吸収部位は胃よりもむしろ小腸であり、小腸内に適度な速さで広く分布することがその吸収を促進することになる。腹痛のときに使用する臭化ブチルスコポラミンのような鎮痙薬は、この消化管運動を抑制する。これは、副交感神経伝達物質であるアセチルコリンが結合するムスカリン受容体を、鎮痙薬が遮断して平滑筋の収縮運動を阻害するために起こる。その結果、併用された多くの薬物（たとえば、解熱性鎮痛薬のアセトアミノフェン）の腸管内移動速度は低下し、その吸収は遅くなる。モルヒネや抗うつ薬の副作用の一つに便秘があるが、これも消化管運動の低下に基づく作用である。したがって、このような薬物と併用した場合にも吸収が遅れる可能性がある。一方、メトクロプラミド（ベンザミド系消化器機能異常治療薬）のような消化管運動調整薬は消化管運動を亢進するので、多くの場合、併用薬の吸収が早まることになる。

4.5.2　分布における相互作用

吸収された薬物は、血液とともに血管内を移動して全身に分布するが、この分布の程度が作用部位における薬物の濃度に大きく影響する。この分布に影響する因子として重要なものに、血漿タンパク質（特にアルブミン）との結合がある。血管内で薬物の一部は血液中のタンパク質と可逆的に結合するが、この結合型の薬物は薬理作用を示すことができない。作用可能なものはタンパク質と結合していない遊離型の薬物ということになる。

図4.7は、抗凝血薬のワルファリンが血管内に吸収されたときの状況を模式的に示しているが、大部分のワルファリンは血漿中でアルブミンと結合する。ここに抗炎症薬のアスピリンが併用されると、アスピリンもこのタンパク質に結合するため、アスピリンの結合量に応じてワルファリンはタンパク質から追い出され、遊離型になる。遊離型の増加に応じて、ワル

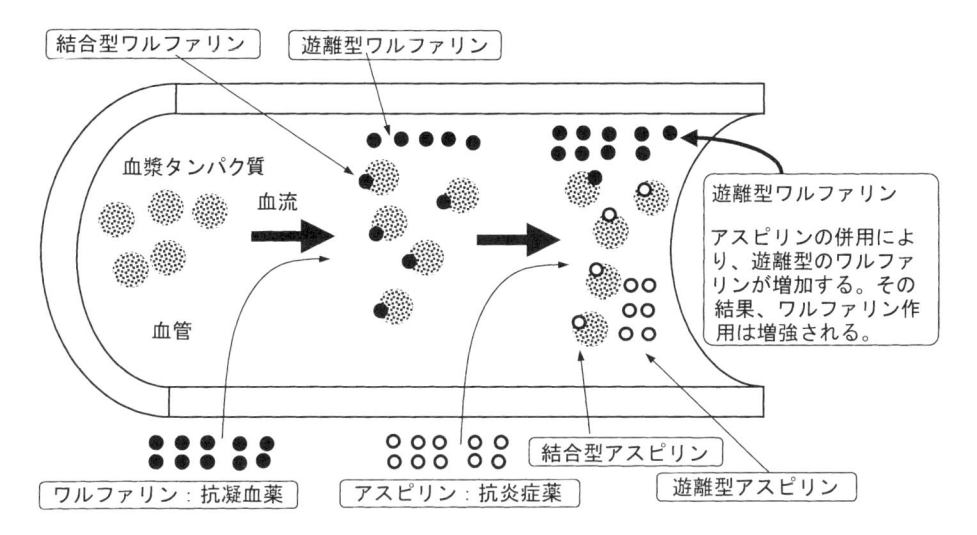

図4.7 分布過程における薬物相互作用：血漿タンパク質を競合する例。血中でタンパク質と結合している薬物は、そのままでは作用を発揮できない不活性の状態にあるといえる。ワルファリンは、血液中では大部分が血漿タンパク質のアルブミンと結合しているが、抗炎症薬のアスピリンにより結合部位から追い出されて遊離型となる。このとき、ワルファリンは単独の場合よりも強い作用を表わす。

ファリンの薬効は強まり、出血傾向などの有害作用が現われる危険性が増す。しかしながら、実際には遊離型薬物が増加しても、それに伴う組織への再分布・腎排泄の効率化などにより、遊離型薬物濃度は一時的な上昇で終わり、その後適正な平衡状態に回復する。つまり、血液中の薬物濃度変化に対しては、これをできるだけ一定に保とうとする代償的調節も機能している。

この分布の過程で、特に相互作用を受けやすい薬物の条件としては、以下の3点が挙げられる。

① 有効血中濃度域において90％以上のタンパク結合率を有すること
② 分布容積が比較的小さいこと
③ 有効濃度域が比較的狭いこと（濃度作用曲線の傾きが垂直に近い）

サリチル酸塩誘導体などの解熱消炎鎮痛薬は酸性薬であるが、これらは

タンパク結合性の著しく強い薬物として知られている。トルブタミドなどのスルホニル尿素系の経口糖尿病薬の血糖降下作用は、これら酸性の薬物によって増強され、思いがけない低血糖を起こすことがある。

4.5.3 代謝における相互作用

薬物の多くは、主に肝ミクロソーム系の酵素によって代謝を受ける。薬物が代謝を受ければ、一部の例外（プロドラッグなど）を除いて薬物は薬理学的に不活性な代謝産物となる。すなわち、代謝とは酵素反応を介した薬物の不活性化であり、併用薬がこの酵素反応を促進したり阻害したりすることによっても相互作用が引き起こされる。さらに、最近の研究により薬物の代謝を行なう個々の特異的薬物代謝酵素が同定され、CYP（cytochrome P450の頭文字）と命名されている。これにナンバーをつけて薬物との関連性を整理することで、従来経験的に理解されてきた代謝に関

表4.1 薬物代謝酵素チトクロームP450（CYP）を介する代表的な薬物相互作用の例

CYPの種類	基質となる代表的な薬	酵素を阻害する薬	酵素を誘導する薬
CYP1A2	テオフィリン、カフェイン、フェナセチン、プロプラノロール、イミプラミン	エノキサシン、フルボキサシン	オメプラゾール、喫煙
CYP2B6	フェノバルビタール、シクロホスファミド	クロラムフェニコール	フェニトイン、デキサメタゾン
CYP2C8	ワルファリン、フェニトイン	シメチジン、アミオダロン	フェノバルビタール
CYP2C9	トルブタミド、イブプロフェン、ジクロフェナク、フェニトイン	スルフォフェナゾール	リファンピシン
CYP3A4	トリアゾラム、シクロスポリン、リドカイン、エリスロマイシン、ニフェジピン、ジアゼパム	ケトコナゾール、シメチジン、ベラパミル、ナリンニゲン	リファンピシン、デキサメタゾン、フェノバルビタール

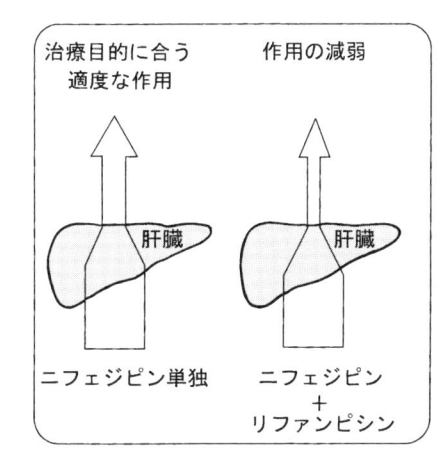

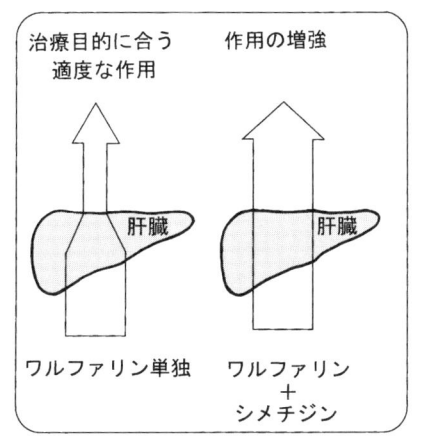

図4.8 代謝過程における薬物相互作用。肝臓の薬物代謝を誘導もしくは阻害する例：抗結核薬のリファンピシンは、肝臓の薬物代謝酵素の働きを増大させる（酵素誘導）。その結果、ニフェジピンの代謝が促進されるので、その作用は減弱する。一方、抗潰瘍薬のシメチジンは肝臓の薬物代謝酵素の働きを低下させる（酵素阻害）。その結果、ワルファリンの代謝が阻害されるので、その作用は増強され、有害作用を起こしやすくなる。

わる薬物相互作用を合理的に説明できるようになった（表4.1）。

　薬物代謝を促進する相互作用：ある種の薬物を投与すると、薬物代謝酵素の活性が著しく増加することがあるが、この現象を酵素誘導（enzyme induction）という。図4.8（左側の図）は、薬物の代謝を促進してその薬効を変えてしまう例を示している。ニフェジピンは血管を拡張して血圧を下げる降圧薬で、高血圧症の治療に用いる（この図ではニフェジピンの強さを矢印の大きさで表わす）。ニフェジピンはCYP3A4の代表的な基質で、この酵素により代謝される。一方、抗結核薬のリファンピシンは肝臓の薬物代謝酵素のうち、特にCYP3A4を誘導することが知られている。したがって、ニフェジピンにリファンピシンを併用すると、ニフェジピンの代謝が促進され、ニフェジピンの降圧作用は減弱してしまうので、十分な高血圧の治療効果が得られない可能性が増す。

　薬物代謝を抑制する相互作用：ある種の薬物の投与によって、肝臓の薬物代謝酵素が抑制される場合がある。抗潰瘍薬のシメチジンは、肝臓の代

第4章　医薬品の相互作用

謝酵素CYP3A4に加えCYP2C8も阻害して、その活性を低下させる。したがって、これらの酵素で代謝される薬物は、シメチジンと併用することにより代謝されにくくなるので、その作用は増強されることになる。すなわち、抗凝血薬のワルファリンはCYP2C8により代謝を受けるので、シメチジンと併用すると、ワルファリンは代謝されにくくなり、抗凝血作用は増強され、出血傾向などの有害作用が現われる危険性が増す（図4.8右側）。

このように、代謝酵素を介した薬物相互作用は、CYPごとに影響しあう薬物の組合せが明らかにされているので、これを知れば、酵素レベルでの相互作用を未然に防止することが可能である。ただし、このリストに未収録のものも多く存在するので、新たな相互作用に関する情報収集と研究が欠かせない。

4.5.4　排泄における相互作用

ほとんどの薬物およびその代謝産物は腎臓より排泄されるが、この排泄量は、糸球体の濾過、尿細管での分泌・再吸収によって決定される。再吸収は能動輸送と受動拡散によって行なわれ、分泌は能動輸送によって行なわれるが、この過程で薬物どうしが相互に影響しあう。

受動的再吸収における相互作用：膜を介した薬物の拡散を考えたとき、非イオン化したものは受動拡散しやすく、イオン化したものは膜を通過しにくい。したがって、尿細管中の薬物の受動拡散（再吸収）は尿のpHにより影響される。たとえば、フェノバルビタール、サリチル酸、スルホナミドなどの弱酸性薬は、酸性尿で再吸収されやすく、pHが塩基性に傾くと排泄されやすくなる。逆に、アンフェタミン、キニジン、抗ヒスタミン薬などの弱塩基性薬は、pHが低いほど再吸収されにくくなり、排泄は促進される。したがって、これらの薬物の排泄は、炭酸水素ナトリウム（重曹）、炭酸カルシウム、水酸化マグネシウムなどの制酸剤によるアルカローシスや、塩化アンモニウムや炭酸脱水素酵素阻害薬投与によるアシドーシスによって影響される。実際、水酸化アルミニウム・マグネシウムの投

与によって、弱酸性のサリチル酸誘導体の血中濃度の低下、あるいは、弱塩基性のキニジンの薬物濃度の上昇と毒性発現が報告されている。また、フェノバルビタールやアンフェタミンの中毒時には、その排泄促進に、それぞれ重曹と塩化アンモニウムが利用される。これは、薬物相互作用を解毒の目的で応用する例である。

能動的分泌における相互作用：尿細管における能動輸送は、エネルギーを必要とする担体（トランスポーター）によることが知られている。この担体による輸送機構では、有機アニオン輸送系と有機カチオン輸送系、そしてP糖タンパク質系が働いており、酸性薬物は有機アニオン輸送系、塩基性薬物は有機カチオン輸送系により輸送・排泄される。したがって、酸性薬物どうし、もしくは塩基性薬物どうしが併用された場合、薬物は共通の輸送機構を競合することになり、ここに相互作用が起こる。これは、腎排泄の遅延と、それに基づく作用の増強あるいは延長を招く。たとえば、ペニシリンの治療効果はプロベネシドの併用によって延長されるが、これは両薬物がアニオン輸送系を競合した結果である。逆に、アセトヘキシミドなどの経口血糖降下薬の作用は、カチオン輸送系の競合によりフェニルブタゾンによって増強されて、思わぬ低血糖を招くことがある。P糖タンパク質系は、抗癌剤、カルシウムチャネル遮断薬、免疫抑制薬など多くの薬物を輸送するが、薬物相互作用によるジゴキシンの排泄阻害がよく知られている。たとえば、抗不整脈薬のベラパミルは、ジゴキシンとP糖タンパク質を競合してその排泄を阻害する。

4.5.5　薬理学的相互作用

薬物は、最終的には細胞膜あるいはその付近にある作用部位（多くの場合は受容体、他にイオンチャネルや酵素）に結合し、結合部位に連関する生理的・生化学的反応を介してその細胞機能を変化させる。これが薬理作用となって治療効果に寄与するわけであるが、このような作用部位への結合は特異性が強い。その結合量、すなわち効力は、作用部位における薬物

第4章　医薬品の相互作用

濃度と結合部位の親和性によって決定される。

　受容体への作用の仕方としては、刺激作用と遮断作用の2通りがあり、このような作用をする薬物を、それぞれ作動薬（agonist）と遮断薬（antagonist）という。この作用様式はイオンチャネルや酵素でも同様で、薬物は刺激（酵素を活性化・チャネルを開口）もしくは遮断（酵素を阻害・チャネルを遮断）という仕方で作用を発現する。薬理学的相互作用は、このような作用部位もしくは作用部位に連関する反応系で起こるが、広義の意味では同一作用、もしくは、逆作用を有する薬物間での相互作用や生理的調節機構を介した相互作用も含まれる。

　異なる作用部位における薬理学的相互作用：図4.9と図4.10は、広い意味での薬理学的相互作用の典型例を示したもので、前者は、同じような作用を持つ薬物の併用効果を示している。抗炎症薬のアスピリンは血小板の凝集機能を低下させる作用があり、結果的に血液凝固を抑制する。したがって、ワルファリンと併用するとワルファリンの抗凝血作用は増強され、出血傾向が強く現われる。図4.10は生理的調節機構を介した相互作用である。肝臓にはβ受容体があり、交感神経の興奮に応じて糖原分解とグルコースの放出を行なう。血糖レベルの恒常性維持機構の一つとして、血糖値の低

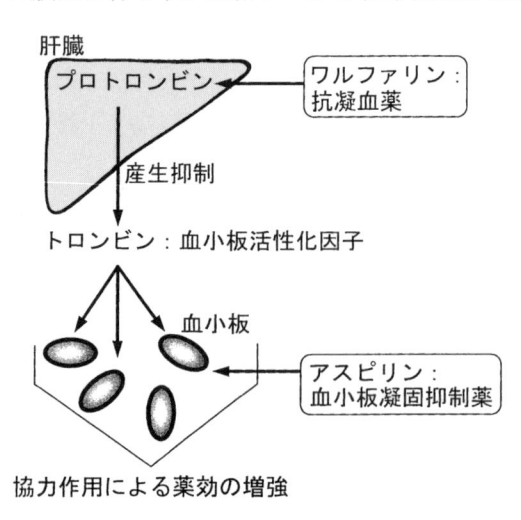

図4.9 血液凝固系における薬理学的相互作用：ワルファリンとアスピリンの例。抗凝血薬のワルファリンは、トロンビンの産生を抑えることにより抗凝血作用を示す。一方、抗炎症薬のアスピリンは、血小板の凝集反応を抑制する作用も有する。したがって、ワルファリンにアスピリンを併用すると、ワルファリンの血液凝固抑制作用が増強され、出血傾向の可能性が強まる。

下時に重要である。アドレナリンβ受容体遮断薬は、高血圧治療薬の第一選択薬として使用されているが、糖尿病患者をインスリンで治療しているときに、このアドレナリンβ受容体遮断薬を投与すると、肝臓による血糖

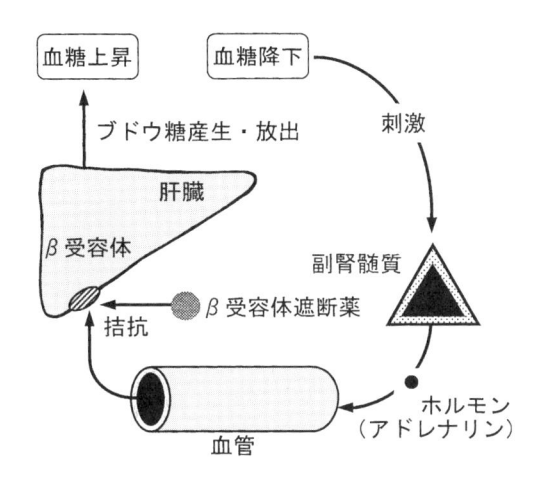

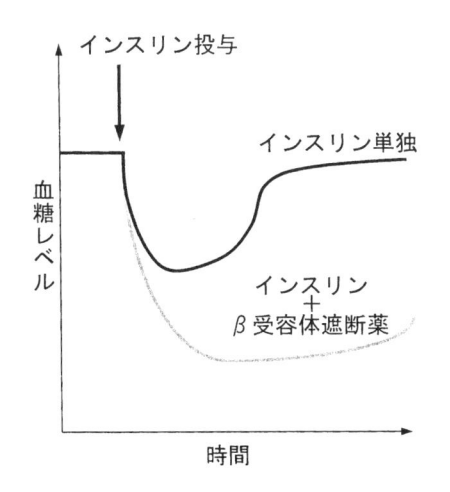

図4.10 血糖調節機構における薬理学的相互作用：インスリンとβ受容体遮断薬の例。糖尿病の患者にインスリンを投与して血糖値をコントロールしているときに、ある種の降圧薬（β受容体遮断薬）を投与すると、肝臓による血糖調節が十分機能せず、血糖値が急激に降下することがある。

維持機構の機能が低下するため、血糖値が予想よりも急激に低下して危険な状態になることがある。同時に、低血糖に伴って発現する頻脈や脈圧増大などの自律神経症状も減弱させてしまうので、患者は低血糖の自覚症状を一つ失うことにもなる。

　同一作用部位付近での薬物相互作用：ハロタンやシクロプロパンのような全身麻酔薬は、アドレナリンβ受容体の感受性を増大させるため、エピネフリンやイソプロテレノールなど交感神経興奮様薬の作用が増強され、不整脈が出現する。このβ受容体はアデニル酸シクラーゼと連関し、細胞内でcAMPの産生を促して心機能興奮や気管支平滑筋の拡張を引き起こす。他方、抗ぜんそく薬のテオフィリンは、cAMP分解酵素であるホスホジエステラーゼを阻害することによってcAMP量を増やし、同様の効果を発現する。したがって、β受容体を刺激する薬物とテオフィリンは協力的に働く。

　一方、副交感神経系のムスカリン受容体に関してもさまざまな薬物が影響しあう。たとえば、抗ヒスタミン薬、フェノチアジン系の向精神薬、三環系抗うつ薬、一部の抗パーキンソン病薬、キニジン、プロカインアミドなどは、ムスカリン受容体を遮断する作用を持つので、これらと抗コリン薬（4.5.1に記した鎮痙薬など）との間に協力作用が起こり、口渇・便秘などの副作用が出現しやすくなる。

　副交感神経と同様にアセチルコリンを伝達物質とする運動神経においても、その神経筋接合部付近で相互作用する薬物が多くある。ある種の抗生物質（ストレプトマイシン、ネオマイシン、カナマイシン、ゲンタマイシン、コリスチン、ポリミキシンB、オキシテトラサイクリン、トブラマイシンなど）は、アセチルコリンの遊離を抑制する性質がある。そのため、麻酔前与薬として使用される筋弛緩薬（ツボクラリン、ガラミンなど）と併用すると、そのニコチン受容体遮断作用が増強される。また、吸入麻酔薬の中にも筋弛緩作用を有するものがあるので、筋弛緩薬との協力作用が起こる。このような相互作用はひどい場合には呼吸抑制につながるので、

手術中・術後等は特に注意を要する。

4.6 化学療法薬の相互作用

化学療法薬は典型的な原因療法のクスリであり、薬理学的な性質も他の多くのクスリとは少し異なる。薬物相互作用の点でも他とは違った特殊な側面があり、臨床的には併用の目的にかなう有利な相互作用が多い。

4.6.1 薬効の強化

ペニシリン、セファロスポリン、バンコマイシンなどと、アミノグリコシド系の抗生物質（ストレプトマイシン、カナマイシン、ゲンタマイシンなど）の間には、抗菌作用上の協力作用が起こる。これには、細菌壁の合成阻害や核酸合成阻害などの異なる作用点による協力作用や、細菌内への薬物の浸透促進などの機序が関係している。

4.6.2 抗菌スペクトルの拡大

複合感染の治療には、感染したと予想される病原菌に応じて対応する抗生物質が併用される。また、菌交代症出現を防ぐために、テトラサイクリンとナイスタチンまたはアムホテリシンBなどとの併用が行なわれる。これにより、消化管における真菌出現が防止される。症状の強い感染症の診断や病原菌が決定しない場合の初期治療の段階でも、化学療法薬が対症療法薬などに加えて併用される。

4.6.3 副作用の軽減

同じ抗菌性と異なる副作用を有する化学療法薬を組み合わせることにより、個々の化学療法薬の投与量を減量して、副作用・毒性の出現を減少させることが可能となる。

しかしながら、逆に不利な相互作用もあることに留意しなくてはいけな

い。たとえば、静菌作用を持つテトラサイクリンやクロラムフェニコールのような薬物は、ペニシリン、セファロスポリンなどのような化学療法薬の殺菌作用を一般的に抑制する。これらの併用は治療効果の減弱を招く可能性がある。

4.7 薬物食物相互作用の実例

薬物の作用にグレープフルーツジュースが影響を与えるという驚くべきニュースが、人々の関心を集めた。しかし、食物が薬効に少なからず影響するという事例は以前より知られており、中には医薬品の添付文書で警告されているものもある。

4.7.1 飲酒（アルコール）と薬物の相互作用

アルコール（飲酒）により中枢神経機能が抑制されることはよく知られているが、アルコールはベンゾジアゼピン系薬物やジフェンヒドラミン、ハロペリドールのような中枢神経を抑制する薬物の作用を増強する。また、ニトログリセリンやベラパミルのような血管拡張作用を有する薬物とアルコールを併用すると、これらの血管拡張作用が増強され、予想外の低血圧になることがある。これは、アルコール自身にも血管拡張作用があるためである。また、長期の飲酒の習慣が糖尿病治療薬の血糖降下作用を減弱させることがあるが、エタノールの長期摂取による酵素誘導が原因と考えられている。

4.7.2 吸収過程での食物と薬物の相互作用

一般的に、食物が消化管に充満していると、内服薬の吸収が遅くなる。このように食事自体がクスリの効き目に影響する一方で、食物中の成分がクスリの効き目に影響することもある。たとえば、ミルク・乳製品やミネラルウォーターには、カルシウムイオンやマグネシウムイオン、その他の

金属イオンが含まれているが、これらのイオンはある種の薬物と結合して錯体を形成し、薬物の生体利用率を低下させてしまう。このような影響を受ける薬物としては、シプロフロキサシン、ノルフロキサシン、テトラサイクリン系の抗生物質がある。

また、お茶などに含まれているタンニンも多くの塩基と結合するとともに、重金属と結合してその吸収を阻害する。したがって、フルフェナジンやハロペリドール、鉄剤などを紅茶やコーヒーなどで服用すると、期待通りの薬効が得られにくくなる。さらに、ホウレンソウやダイオウなどに含まれるシュウ酸塩も鉄剤の吸収を阻害することが知られており、繊維質も、吸着またはイオン交換により薬物の吸収を抑える。繊維質の多い食物がミネラルやビタミンの吸収を低下させることもよく知られている。

4.7.3 代謝過程での食物と薬物の相互作用

食物成分によっては薬物代謝酵素に直接影響するものがある。アブラナ科の野菜（キャベツや芽キャベツなど）は、薬物代謝酵素を誘導して薬物の効果を減弱させる。このような影響を受ける薬物としては、フェナセチン、ワルファリン、アンチピリンがある。また、最近ではグレープフルーツジュースの苦味成分の酵素阻害作用が注目されている。これらの成分は、ほぼすべてのジヒドロピリジン系カルシウムイオンチャネル遮断薬の代謝を阻害するので、その降圧効果は増強され、頻脈、頭痛、紅潮、浮腫という副作用も発現しやすくなる。

グレープフルーツジュースに関するショッキングな症例として、アレルギー性鼻炎のために1年以上テルフェナジンを服用していた男性が、コップ2杯のグレープフルーツジュースを飲んだ後に、気分が悪くなり、致死性不整脈で亡くなるというものがある（Spence, J. D., 1997）。死後の検査により、血中テルフェナジン濃度が著しく上昇していたことが明らかにされたが、健常人を対象にした臨床研究（Rau, S. E., et al., 1997）によっても、同様の結果が確認されている。その後、グレープフルーツジュースに

よる影響が代謝阻害によるものであると報告されたが、この場合の代謝部位は、前出した肝臓ではない。テルフェナジンの一部は、腸管から吸収されるときに腸上皮細胞に存在する薬物代謝酵素CYP3A4の働きによって代謝され、不活性化される。しかし、グレープフルーツジュースを飲んだ場合は、その成分が消化管中のCYP3A4を阻害するために、テルフェナジンが代謝されずにそのまま吸収されてしまい、血中濃度が上昇し、予想外の影響が現われることになる。

4.7.4 薬理的作用を有する食物成分とクスリの相互作用

食物成分の中には、薬理学的な作用を少なからず有するものがある。チーズ、アボガド、鶏レバー、みそ、赤ワイン、ヨーグルト、チョコレートやバナナなどに含まれているチラミンという物質は、間接的な交感神経興奮様作用を持つ。チラミンはモノアミンオキシダーゼ酵素によって分解されるので、普通はほとんど影響を示さない。しかし、結核治療薬のイソニアジドはこの酵素を阻害する作用を持っているので、イソニアジドで治療を受けている人がチラミンを含む食品を多く食べると、交感神経興奮のため急に血圧が上昇することがある。

ワルファリンの添付文書には「納豆は本剤の作用を減弱させることがある」と記載されており、さらに患者への注意事項として「納豆は本剤の抗凝血作用を減弱するので控えること」とも記載されている。納豆菌は細菌の中でも特にビタミンKの産生能力が高い枯草菌に属しているので、納豆の摂取により腸内で多量のビタミンKが合成され、ワルファリンの作用を阻害することになる。抗凝血療法中の患者にとって納豆は危険因子ともいえるので、注意しなければいけない。ビタミンKを多く含む食品としては、ホウレンソウ、トマト、レバー、緑茶、コーヒー、キャベツ、ブロッコリーなどがある。

甘草のグリチルリチンにはアルドステロン様作用があるため、低カリウム血症を起こしたり、強心配糖体の副作用を増悪させたりする可能性があ

る。また、レボドパはピリドキシン（ビタミンB6）を多く含む食品、たとえば果物のナシ、アボガド、牛の肝臓、ベーコン、豚肉、マグロ、豆類、サツマイモなどを大量に摂取する人には効きにくいということが知られている。ピリドキシンには、カルボキシラーゼの補酵素としてレボドパからドパミンへの移行を促進する作用があるからである。.

4.7.5 食物と薬物

　食物と薬物の相互作用についていくつかの事例を紹介したが、その摂取量が決め手となる場合がほとんどなので、すべてを一律に危険視して極度に神経質になる必要はない。たとえば、ビタミンKを含む野菜は抗凝血薬の作用を減弱させる可能性があるが、どの程度の摂取量で阻害作用が起こるのか正確には知られていない。一例として、長期間にわたってブロッコリーを1日に250g〜450g食べ続け、抗凝血薬に対する抵抗性が現われたという報告があるが、このような食生活は普通ではありえない。キャベツ、ホウレンソウ、ブロッコリー、芽キャベツなどが経口抗凝血薬に影響する可能性は、常識的な食事範囲であれば考えられないということにもなる。大切なのは、個々の事例について正確で科学的な情報を入手し、それに基づいて判断することである。

4.8　おわりに

　薬物相互作用をいくつかの側面から分類し、機序別に実例を挙げて解説した。薬物相互作用の発現の仕方は、単に薬物の組合せだけではなく、その量や投与期間、投与順序によっても変わるし、患者の状態（疾患部位や肝障害や腎障害の有無・程度など）や血漿タンパク量、年齢、遺伝的要因なども関係する。したがって、ここで取り上げた薬物の併用がなされたとしても、常に臨床的に問題が現われるとは限らない。

　しかし、薬物相互作用の発現機序や相互作用を起こす薬物の組合せを整

理し、理解しておくことは、薬物の有害反応を未然に防止する上で重要である。また、最近では、ある特定の食物成分を高濃度に含有する強化食品・食材（健康食品）が販売・使用されている。前述したように、薬物と相互作用を起こす食品成分が少なくないので、食品中の強化成分と薬物との相互作用の可能性についても十分注意する必要がある。

第5章　医薬品に限らないクスリと医療
—— 入院患者が本当に必要な"クスリ"ってナニ？ ——

小澁陽司

第5章　医薬品に限らないクスリと医療

5.1　はじめに

　「クスリ」とは、一般的にいえば、薬局で購入できる市販薬や、あるいは抗生物質のような、医師が患者を診察して処方するものを指す場合が多い。しかし、広義では「心身に滋養・利益を与えるもの」の総称であると考えてよいであろう。つまり、市販薬や医師のみが処方しうる医薬品に対し、患者に接する誰もが施しうる「患者のためになること」もまた、「本当に患者が必要としているクスリ」という概念で理解されるべきことなのである。実際、日常の臨床の現場において、医薬品は効かぬが、さまざまな「クスリ」が効果的であった例を、われわれ医療関係者は少なからず経験している。まるで、魔法にでもかかったかのような回復ぶりを示す例さえある。

　この第5章では、現代の病院の入院患者にとっての「クスリ」が、医薬品ではなく、食品やいわゆる「癒し」を利用して心身の回復を目指すことも包含している点につき、それぞれ解説する。治療に用いる食品としては、入院患者に最も密接な関係がある病院食（普通食・治療食）や、代替医療の代表ともいえる機能性食品について説明し、治療に用いる「癒し」としては、音楽や動物など、最近少しずつ医療機関で使用されはじめたジャンルについて解説する。

　蛇足ながら、英語のmedicineという単語が、「医療」や「クスリ」といった意味を持つばかりでなく、北米においては「魔法」という意味もあわせ持つことは、その是非は別としても、きわめて示唆に富んでいるといえるのではないだろうか。

5.2 治療としての食事と機能性食品

5.2.1 食事

入院患者、とりわけ高齢の患者の日常的な訴えで高頻度を示すのが、「食事」と「排泄」（特に便通について）と「不眠」である。その中で、特に食事については、入院生活の中の数少ない楽しみの一つであるため、各々の個人的嗜好やその時々の食欲の状態などが相まって、細かい注文や頻繁な変更の要求が多い。入院患者にとって食事とは、われわれ医療関係者が想像している以上に、重要な地位を占めていることを認識しなければならないのである。

そのような入院患者にとって、本来、「治療」として供されるべき究極の食品は、ずばり、「自分の食べたいもの」であろう。幼少時から馴れ親しんだ味や、成長するにつれ覚えた好物を食べることで、精神的な充足・安定が得られ、病気の治療に前向きな姿勢がもたらされることは間違いないように思われる。しかし、糖尿病や高血圧・高脂血症といった生活習慣病を持つ患者に、自分の食べたいものを食べてもらうということはきわめてむずかしい。どうしても、現在の症状を悪化させてしまうケースが多い

表5.1 入院患者のための主な治療食と代表的な対象疾患

主な治療食	代表的な対象疾患
(1) エネルギー制限食	糖尿病、肥満症 など
(2) 塩分制限食	高血圧症、動脈硬化症、心不全などの心臓疾患、腎不全などの腎疾患* など
(3) 脂肪制限食	高脂血症、膵炎などの膵臓疾患、胆石症などの胆嚢疾患 など
(4) タンパク・コントロール食	タンパク制限食：腎不全などの腎疾患* 高タンパク食：肝硬変、肝炎などの患者が低栄養状態にある場合 など

* 腎不全では、上記の他に、「カリウム制限食」などが並行して用いられる。

第 5 章　医薬品に限らないクスリと医療

からである。それは、生活習慣病の患者ばかりでなく、腎臓疾患や肝疾患などの患者にとっても同様である。

　そこで、治療と直結する食品、すなわち「治療食」の登場となる。治療食とは、塩分制限食、エネルギー制限食、脂肪制限食など（表5.1参照）それぞれの疾患に適合した内容を持つ食事であり、経口摂取の可能な患者にとっては、医薬品同様欠かすことのできない重要なクスリである。ところが、この治療食というものは、かねてより患者から芳しい評判を聞いたことがない。曰く、「塩味が足りない」、「淡泊すぎる」、云々。要するに「不味い」のである。

　「こんなお湯みたいな薄味の吸物が飲めるか！」とばかりに、隠し持っていた小さなパックの醤油をササッと椀の中に投入している高血圧患者の姿を、かつて筆者は自分が勤務していた大学病院の内科病棟で何回か目撃している。また、糖尿病患者を診察に行き、その方の部屋に入ってカーテンを開けたとたん、一心不乱に煎餅や饅頭を食べている姿に遭遇すること

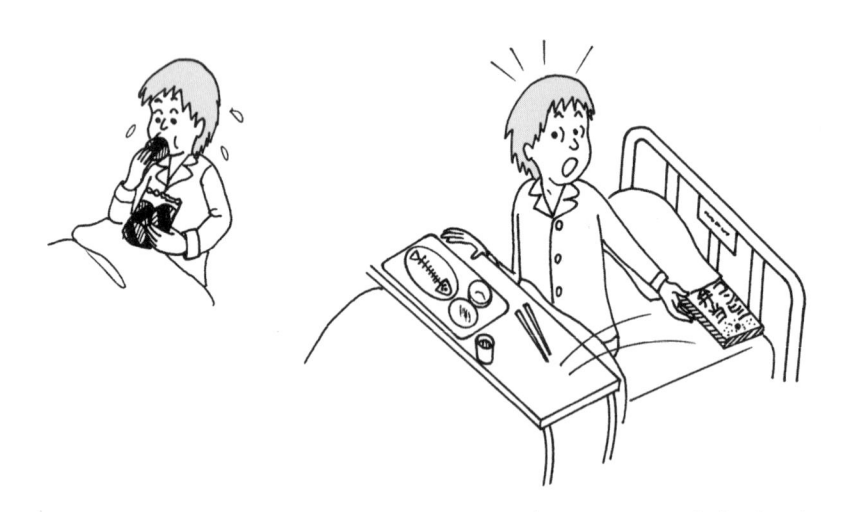

図5.1　入院患者の病院食に対する印象は良くないことが多い。そのため、担当医師が部屋に入ってカーテンを開けたとたん、一心不乱に煎餅を食べている糖尿病患者に遭遇することもある。また、食べかけのコンビニエンスストアの弁当を必死に枕の下に隠そうとしていた入院患者もいる。

はしばしばで、ある時などは、食べかけのコンビニエンスストアの弁当を必死に枕の下に隠そうとしていた人もあり、主治医である私自身が驚倒しそうになったこともある（図5.1）。

　もちろん、そういった例は決して大多数ではない。しかし、これらのエピソードからは、きちんと制限を守り、治療に専念されている患者の胸中までもが透けて見えてくる。

　近年、病院で供される食事の重要性がようやく認識されるようになり、従来の「病院食」の範疇を越えた食事形態が、全国で広まりつつある。まず基礎的なこととして、病院食は大別すると「普通食」と「特別食（治療食を含む）」に分類されるが、最近、少しずつ変貌を遂げているのが「普通食」の分野である。治療食を筆頭とした特別食を必要としない入院患者（主に内臓に異常のない疾患で入院している患者）に対し、さまざまなバリエーションで食事を提供する病院が増えてきた。たとえば、患者自身が朝食のパンの種類を指定できたり、昼食・夕食ならば、複数の定食メニューの中から自分の食べたいものを選択することができる施設である。

　また、さらに細かい配慮がなされている病院では、完全にアラカルトで主食（米飯・麺類など）、副食（おかず）などを一つ一つ選択し、構成することができるようになっている。そして、それらのいわゆるサービス面だけでなく、肝腎の「味」についても、元日本料理店勤務とかフランス料理店勤務といった経歴を持つ、プロの調理師を迎えて食事を作る病院が出現している。

　このように、着々と豊かな裾野が広がりはじめた「普通食」に対し、正直なところ「治療食」は、まだまだ遅れている感が強い。これは、治療食が基本的に「制限」の上に成立している食事であることに大きく関係している。前述した塩分制限、エネルギー制限といった縛りが、治療食に冒険を許さないのである。その結果、やはり「治療食は不味いもの」という固定観念はなかなか崩れそうにない。

　こういった現状を打破しようとする試みは、もちろん始まっている。

第5章 医薬品に限らないクスリと医療

各々の病院の管理栄養士をはじめとする栄養課が、独自の工夫と創意でそれぞれの治療食の弱点をカバーしようと努力を重ねており、その成果が出ている施設も多数存在すると思われる。また、法制化したり、人口に膾炙するにはまだまだ時間を要すると思われるが、本書の編著者である東京医科大学の渡辺泰雄助教授が提唱されている「臨床調理師」という概念も、閉塞気味の現状を打破する突破口になる可能性がある。

臨床調理師とは、要するに、「栄養学を踏まえた上で、おいしい治療食を作ることのできるプロの調理師」に与えられる資格であり、管理栄養士とは異なるものである。新時代の病院食を考えていく上で、重要な役割を果たすことは想像に難くない。

病院食が「病院の都合で出す食事」であった時代は、今や過去のものになりつつある。「患者にとってクスリとなる食事」に真摯に取り組むことのできる柔軟性を持つ病院こそが、総合的な意味での21世紀型病院と呼べる資格を有するのである。

5.2.2 機能性食品

治療としての食品について説明しようとするならば、前項で触れた「食事」と双璧を成すものとして、機能性食品の存在を挙げなくてはならないだろう。

現在の日本では、機能性食品の市場が花盛りである。これは、従来の西洋医学を主導とするわが国の医療の現状の中で、機能性食品を代表とする「代替医療」を希求する人々の数が増えているということを意味している。つまり、そこには「医者のいうことを聞いて、おとなしく従っているだけで本当によいのだろうか？」という患者の根源的な疑問が収斂し、明らかに一つの潮流を形成しつつあるという事実が示されているのである。

代替医療（Alternative Medicine）は、日本補完代替医療学会によると「現在西洋医学領域において、科学的未検証および臨床未応用の医学・医療体系の総称」と定義されている。具体的には、中国医学（漢方薬・鍼

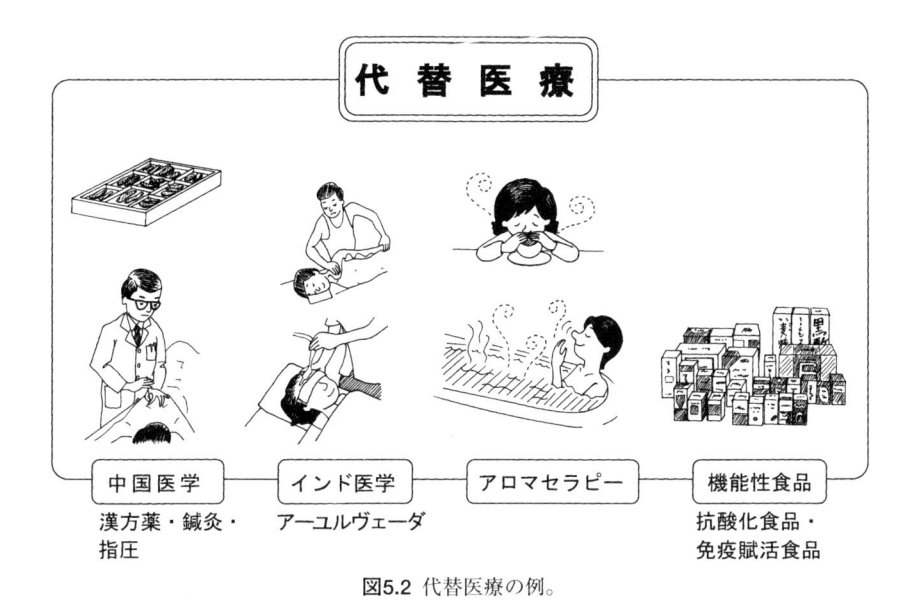

5.2 治療としての食事と機能性食品

図5.2 代替医療の例。

灸・指圧など)、インド医学(アーユルヴェーダなど)、アロマセラピー、そして抗酸化食品や免疫賦活食品などの総称である機能性食品といったものが、代表として挙げられる(図5.2)。これらの中には、すでにわが国で一般的に認知されている漢方薬(保険診療において処方できる以上、日本の国家が正式に漢方薬の効能を認めているといえる)、鍼灸(これも保険適用がある)といったメジャーなものもあれば、徐々に浸透しつつある感はあるが、万人の本質的理解にはまだ至っていないと思われるインド医学のアーユルヴェーダといったものまで、きわめて多岐にわたるジャンルが包含されている。とりわけ、その具体的な有効性をめぐり、なにかと喧(かまびす)しくもがぜん注目度が高いのが、この項の主役である機能性食品である。

　前述したが、現在の日本では、機能性食品を取り巻く状況がかなり過熱しており、経済的な面を考えると、その効果は計り知れないほどである。書店やインターネット上には、一読でわかりやすいものから学術的で難解なものまで、機能性食品についての情報が、これでもかというほどあふれ

ている。それらの個々の内容の詳細は他書をひもといていただくとして、ここでは、医師が患者に対し治療として用いるという観点で、機能性食品について説明してみたい。

　まず、基礎的なことだが、そもそも機能性食品とは何だろうか？

　実は、機能性食品には、わが国の法制上での明確な定義づけがない。したがって、一般的な概念を紹介すると、機能性食品とは、人間の健康状態（身体のみならず心理的な状態を含む）を良好に保ったり、悪化したものを改善するといった生体の調節機能が、科学的根拠のもとにより良い効果を発揮できるように作られた食品の総称である。臨床医学的な見地から例を挙げると、免疫系を活性化させる効果を与えるもの、抗腫瘍作用のあるもの、心身の癒しに効果のあるもの、循環器・呼吸器・消化器・内分泌系・代謝系・リウマチおよびアレルギー系・泌尿器系などの疾患に効果のあるものなどが該当する。

　また、巷に氾濫する機能性食品の中には、非科学的な根拠しか持たぬのに、それらしく宣伝され、販売されるものが数多く出現したため、平成13年（2001年）に厚生労働省が保健機能食品制度を定め、その中で「特定保健用食品」と「栄養機能食品」の分類を行なうことによって事態の収拾に乗り出した。特定保健用食品は、厚生労働省が認可した「保健」に効果的な食品で、乳酸飲料、食用調理油、ガムなど、その種類は多岐にわたる。

　一方の栄養機能食品は、厚生労働省の提示した条件をクリアーするだけでよく、認可はいらない。現在、ビタミン、ミネラルを含む食品が主体である。

　そして、これら機能性食品のうち、その臨床効果に興味を持つ医療関係者が自らセレクトし、各々の患者に使用して独自の実績を上げているのが、各種癌、高血圧・高脂血症・糖尿病といった生活習慣病、更年期障害、加齢変化（特に脳機能の低下）、アレルギーなどの各疾患に対して用いられる食品であり、さらにその中で入院患者（本来、外来患者も同様だが）に対し現在使用されているものの代表が、各種の癌に効果があると考えられ

る食品群である。個々の作用機序はまだ不明な点も多く、ここでは詳細は割愛するが、主として、免疫賦活作用（癌細胞などの進行性異常増殖細胞や異常活性免疫細胞を障害する、人体内の免疫系を活性化あるいは抑制化させる作用のことで、NK細胞＝ナチュラル・キラー細胞やLAK細胞＝リンホカイン・アクティベイティッド・キラー細胞などがその機能を持つ代表的なもの）を有する食品が抗癌治療に使用されている。それらの食品としては、アガリクス・ブラゼイ（ヒメマツタケ）、マイタケ、メシマコブといったキノコ類や、AHCC（活性化多糖類関連化合物）、プロポリス、キチン、キトサン、CLP（環状重合乳酸）などが挙げられ、多糖類の食品の癌に対する驚異的な効果が日々報告されている。「大きかった癌が縮小した」という表現や「あと数ヵ月しかもたないといわれたのに、何年も元気である」といった見出しを掲げ、多くのマスコミが取り上げているのを、読者の方々もご存じであろうと思う。

　このような、抗癌作用を有する機能性食品を使用して治療を行なっているわが国の医師・医療機関は、（まだ少数ではあるが）確実に増加を続けている。代替医療が、今の固陋な医学界に吹き込む新風の一つであることは、もはや疑いようのない事実であり、患者サイドからの熱望と医師サイドの熱意が見事に合致した例といえるだろう。

　しかし、これら代替医療を積極的に推進して癌の治療にあたる医師たちの間で、ほぼ共通する見解がある。それは「代替医療は西洋医学を否定したり、西洋医学に取って代わる存在なのではなく、西洋医学での治療を『補完する』もの」であるという考え方である。これは、わが国に浸透してきた名称である「代替医療」が、欧米では以前より「補完医療（Complimentary Medicine）」、あるいは「代替・補完医療」と呼ばれていたことを想起させる（日本補完代替医療学会も、2000年に「日本代替医療学会」から名称を現行のものに変更している）。

　つまり、医師側の認識は、自分の患者に癌が発見されれば、西洋医学である外科手術などで切除したり、抗癌剤を使用したり、放射線治療を行な

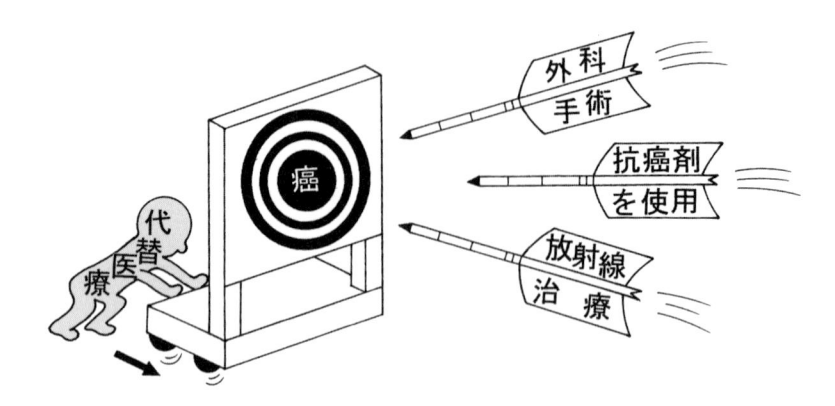

第5章　医薬品に限らないクスリと医療

図5.3 癌治療全体を補完する代替医療。外科手術などで切除したり、抗癌剤を使用したり、放射線治療を行なったりすることを前提とし、その際に機能性食品を併用して、手術前に腫瘍を縮小させたり、抗癌剤による免疫低下を防いだり、その他癌治療に付きものの副作用を軽減したりする。代替医療は、癌という的を射やすくする。

ったりする（これを「癌三大療法」と呼ぶ）ことを前提とし、その際に機能性食品を併用して、手術前に腫瘍を縮小させたり、抗癌剤による免疫低下を防いだり、その他癌治療に付きものの副作用を軽減したりすることで、癌治療全体を「補完する」という考え方で一致しているのである（図5.3）。

そして、機能性食品を利用して代替治療を実践する医師たちは、さらに、今後の課題として、日本でも欧米のような国家予算による臨床試験が実施されることの必要性を強調する。そういった、国家が認めた科学的根拠を持つ、癌治療のための機能性食品が出現しない限り、現在、一部で蔓延する「代替医療は西洋医学に代わる新しい治療法である」という誤った認識や、「機能性食品での癌治療は有効例ばかり」という誇大された宣伝（むろん無効例も多数存在する）が改まる日はなかなか到来しないであろう。

代替医療のみでの治療、あるいは西洋医学のみでの治療という二者択一的思考では、今後も何ら進展が望めないという、現在のわが国の状況を憂える医療関係者も、数多いのではないだろうか。

5.3 治療としての癒し

5.3.1 芸術

　誰にでも、疲れた心を癒してくれるメロディーや、想い出と密接に結びついている曲、あるいは、強い印象を残している大好きな絵などが存在するであろう。時には、それらの芸術作品が、われわれの感情や理性を軽々とコントロールしてしまう場合すらある。身近な例を挙げれば、恋愛感情の昂まりとともに聴く甘いラブソングは、その気持ちをさらに高めてくれるし、逆に、失恋したときに耳にする切ない曲には、自分がどこまでも泥沼に引きずり込まれてしまうような錯覚をもたらされる。運転中の車のラジオから偶然流れてきた、昔の甘く切ない記憶とともにこっそりと胸の内に隠している想い出の曲を耳にし、一人で遠い目になっていると、「どうしたの？」と助手席の妻に話しかけられ、狼狽したりする（図5.4）。

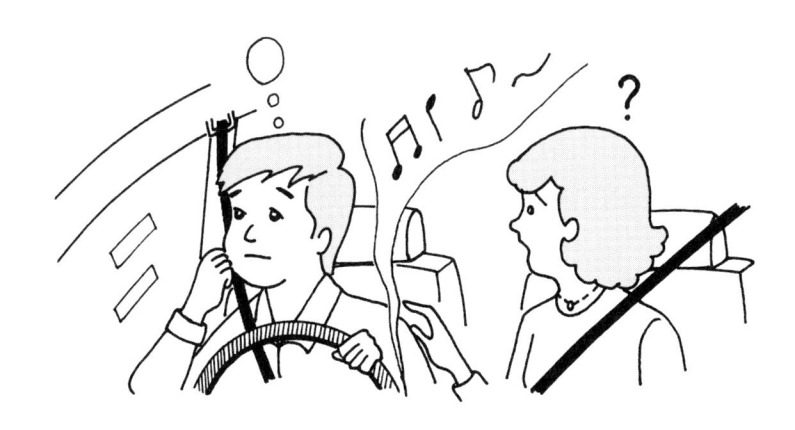

図5.4 人間の感情や理性をコントロールする音楽や絵画などの芸術。想い出の曲が運転中の車のラジオから偶然流れてくると、胸の内に隠していた昔の甘く切ない記憶がよみがえる。

第5章　医薬品に限らないクスリと医療

　また、歴史的に見れば、国威の発揚、国民感情の高揚を目的として、国家が意図的に音楽を使用する例も少なくない。アドルフ・ヒトラーが率いたナチス・ドイツなどはその好例であろう。

　このように、音楽をはじめとする芸術作品が、われわれにさまざまな形で影響を及ぼす例は無数にある。必然的に、いにしえより芸術は、その良い影響、とりわけ癒しの効果を期待されて病気の治療に用いられてきた。ここでは、音楽・絵画といった芸術の分野を利用した治療法の中でも、入院患者に対し多角的に効果を上げている「音楽療法」を中心に話を進めてみたいと思う。

　音楽療法の歴史は古く、原始社会に存在したシャーマン（超自然的存在と交流し、予言・占いなどを行なったとされる人々）が、あらゆる音を「神の声」として病人に聞かせることで、その病人に憑依した悪霊を退治していたのを原型とする。その後、古代ギリシャの有名な哲学者であるピタゴラス、プラトン、アリストテレスによって、紀元前のこの時代に近代の音楽療法に通じる理論が構築されはじめた。中世ヨーロッパでは、宗教音楽と表裏一体となって音楽療法は発展し、18世紀の終わりごろからは、医学の発達とともに、心理学的、内分泌学的な面での理論構築が推進されるようになる。現在のような「代替医療」としての実践・啓蒙が行なわれるようになったのは、第二次大戦以降のことである。

　それでは、現代の音楽療法は、具体的にどのようなコンセプトに基づいて行なわれているのだろうか？

　徳島大学の板東浩らによれば、音楽療法は大きく分類して、音楽を「聴く」、「演奏する」、「歌う」の三つの要素で構成されている。それぞれの代表的な治療効果として、「聴く」ことは、鎮痛作用や精神的な安定感の獲得をもたらし、「演奏する」ことは、身体に障害のある者への機能訓練（また、治療ではないが、リズム感を育成する幼児教育としても重要）となり、「歌う」ことは、ぜんそく発作の予防訓練や自閉症の改善に効果がある、といった内容が挙げられる（図5.5）。

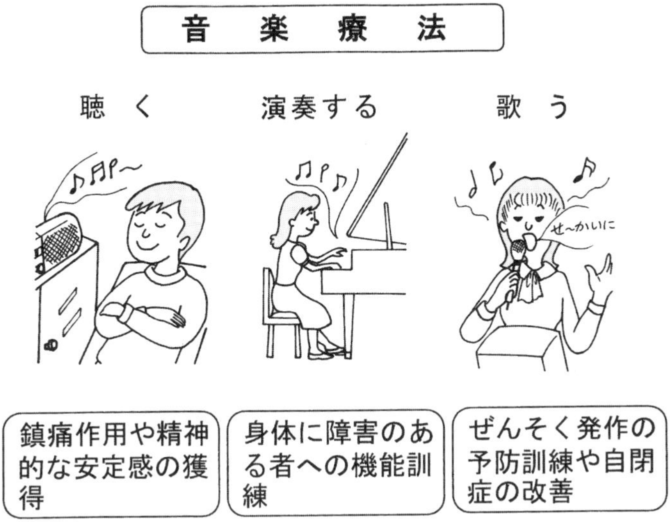

5.3 治療としての癒し

音楽療法

聴く — 鎮痛作用や精神的な安定感の獲得

演奏する — 身体に障害のある者への機能訓練

歌う — ぜんそく発作の予防訓練や自閉症の改善

図5.5 音楽療法の三つの要素。

これらの内容を検討すると、音楽療法が「入院患者」に対していかに幅広い適応を持っているかが一目瞭然である。特に、慢性疾患で長期入院を余儀なくされている患者には、大きな成果が期待できる場合がある。脳梗塞や脳出血後遺症で臥床されている患者の訴えには、痛みを主体とした不定愁訴が多く、医薬品の投与だけでは解決しないケースもままあるが、そのような場合に「音楽による癒し」が効果的な臨床例もまた多く存在するのである。

同時に、音楽療法はリハビリテーションへの意欲も向上させ、実際にさまざまな医療機関で効果を上げている。病院だけではなく、老人ホームやデイケア施設などで、一生懸命に高齢者に歌を歌わせているのは、単なる遊興ではなく、音楽による大脳の賦活化をねらってのことである。特に、音楽（当然、音楽のみに限らず、音全般についてもいえることだが）は大脳の運動中枢を著しく刺激するため、前述したようにリハビリテーションにおいて高い効果を発揮することになる。

しかし、ここに一つ課題がある。それは、これら音楽療法を専門的に駆使し、治療として十分な実績を作っていくために活動する「音楽療法士」と呼ばれる人々の立場が、国家認定資格ではなく、まだ民間レベルでの認定に留まっている点だ。

現在、音楽療法士を認定しているのは、日本音楽療法学会を代表とする全国の諸団体であり、その着実な活動は、先見の明を持つという意味も含め、大いに賞賛されるべきである。だが、欧米のように国家規模での音楽療法（を含めた代替医療）へのてこ入れがわが国でもなされるようになったとき、さらなる飛躍が期待できるのはいうまでもない。なぜなら、われわれ人間は自分自身の人生をふり返って見たとき、さまざまな状況において音楽に癒され、救われていることに気づくからであり、そして、さらにこれからの人生においても、音楽は必ず傍らにいてくれる大事な存在であることを知っているからなのである。

5.3.2　動物

人類最古のペットが犬であるという話は、よく知られている。

原始時代、われわれの祖先は、食糧確保という意味ではなく、現代の概念に通じる「ペット」として犬を飼育していた。これは、たいへん興味深いことだ。今から1万年以上前に、餌を求めて人間の集落の周辺に出没していた狼が飼い慣らされて家畜化したのが犬だといわれている。犬はたえず人間の周囲におり、外敵の侵入を防御したり、狩猟の際に活躍するなど、人間との濃密な関係を築いていった。

時代が下がるにつれ、豚や牛といった動物が「食糧用」として家畜化され、現代のペットの概念が適用されなかったことを考えると、人間と犬の結びつきは、かなり早い時期から「信頼関係」と呼べる域に達していたことがよくわかる。

一方、現代のペットを代表する動物の一つとして君臨する猫は、犬と同様、食糧用の家畜としての変遷をたどらず（もちろん、この広い地球には

5.3 治療としての癒し

犬や猫を好んで食する国も存在するわけだが、それはひとまず措いておく)、やはり古代から人間の周囲で暮らしていた。しかし、犬と決定的に違うのは、犬の祖先が餌を求めて人間の集落へ接近した後は、自ら積極的に人間とのコミュニケーションを形成しようとしたのに対し、猫の祖先は、人間の生活する場所の周囲に出現するネズミを捕らえるためにやってはきたが、犬のように飼い慣らされて従順になることなく、基本的姿勢として「人は人、猫は猫」という行動様式を保ち続けた点であろう。これらの特質は現代まで脈々と受け継がれ、それぞれに「犬好き」「猫好き」と称する人々の間で、何かと議論を巻き起こしている（図5.6）。

そういった、情熱的な愛好家のみならず、われわれ人間は有史以来、犬や猫をはじめとするペットの動物たちと生活をともにし、愛情をかけて育て、そして心を癒されてきた。これを医療の分野で展開しようと提唱されたのが、いわゆる「アニマル・セラピー」である。

わが国で一般的に使われるアニマル・セラピーという言葉を、より専門

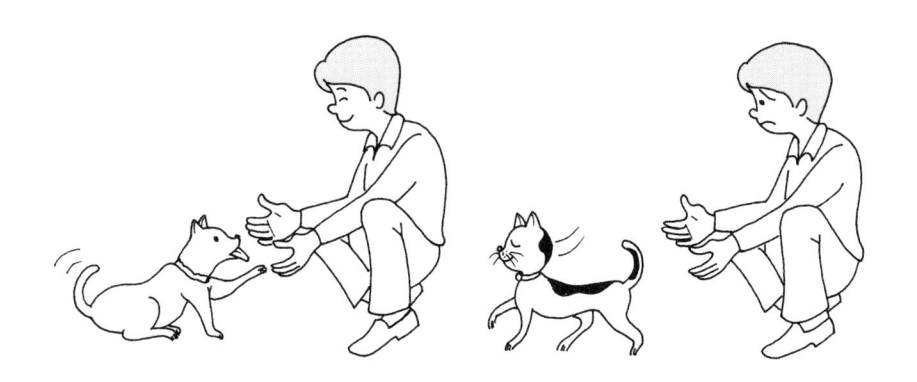

図5.6 ペットとしての犬と猫の違い。犬の祖先は、餌を求めて人間の集落へ接近した後、自ら積極的に人間とのコミュニケーションを形成しようとしたが、猫の祖先は、人間の生活場所の周囲に出現するネズミを捕らえるためにやってはきたが、犬のように飼い慣らされて従順になることはなかった。

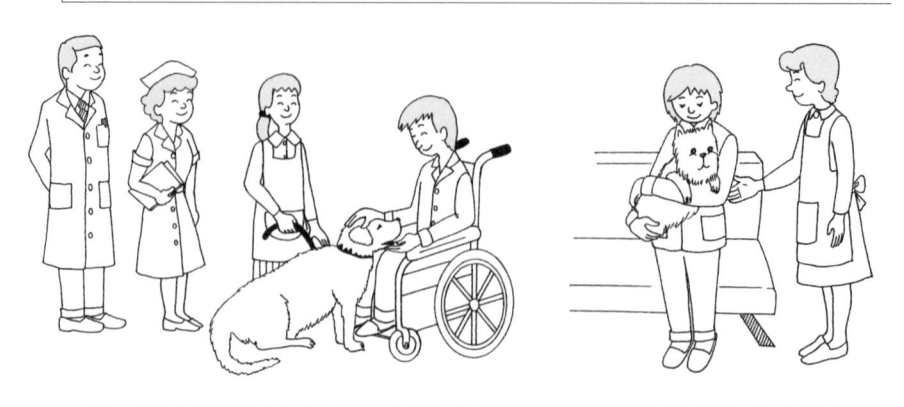

第5章　医薬品に限らないクスリと医療

|アニマル・アシステッド・セラピー|　　|アニマル・アシステッド・アクティビティー|

図5.7 アニマル・セラピーの分類。アニマル・アシステッド・セラピー（AAT）は、医師や看護師などの医療従事者（有資格者）が、しかるべき訓練を受けた動物たちやそれを扱う人々と協力して治療を行なう。対象となる患者の身体的・精神的な諸機能の向上や回復が最終目的となる。アニマル・アシステッド・アクティビティー（AAA）は、医療従事者の関与が必要とされず、いわば「動物たちとふれあうこと」で、対象者の精神的安定やクオリティ・オブ・ライフ（生活の質）の拡大・向上をはかるのが目的となる。

的に分類すると、アニマル・アシステッド・セラピー（Animal Assisted Therapy: AAT＝動物介護療法）とアニマル・アシステッド・アクティビティー（Animal Assisted Activity: AAA＝動物介在活動）の二つに分けられる（図5.7）。

　アニマル・アシステッド・セラピーは、医師や看護師などの医療従事者（有資格者）が、人とのふれあいについて教育された動物たちと、それを扱う人々（主にボランティア）と協力して治療を行なうもので、医療従事者の責任において、治療のどの部分に動物を用いるかの計画・目標を立案し、実行する。治療の最終目的は、対象となる患者の身体的・精神的な諸機能の向上や回復である。

　これに対し、アニマル・アシステッド・アクティビティーは、医療従事者の関与が必要とされない、いわば「動物たちとふれあうこと」で、対象者の精神的安定やクオリティ・オブ・ライフ（生活の質）の拡大・向上をはかるものである。

5.3 治療としての癒し

　したがって、厳密な意味での「アニマル・セラピー」は、セラピーが「治療」という意味を持つ以上、医療行為であるAATのみを指す言葉となる。しかし、現在のわが国の状況を鑑みると、医療行為として認知され、大々的に実施されているAATはまだ限りなく少ない。この分野は、主に北米や欧州諸国で発展を遂げつつあるが、その文化的土壌として、たとえばフランスでは、レストランに犬を同席させるなど（といっても床に座っているのであるが）、ペットを「社会の一員」として扱う姿勢がごく自然にできあがっていることが挙げられるだろう。アメリカでは、すでに医療の一ジャンルを形成しており、病院の入院患者、特に高齢の長期入院患者やリハビリテーションが必要な患者に対して効果を上げている。

　しかし、わが国でのアニマル・セラピーがひたすら立ち遅れているわけではない。先に、日本ではAATの認知度が低いと記したが、AAAについては徐々にその真価が認められてきている経緯があり、これからさらなる発展が期待できる。一例としては、日本動物病院福祉協会の活動は、特別養護老人ホームなどの諸施設でAAAを展開し、高齢者の精神活動やリハビリテーションの意欲の向上などに対して確実な効果をもたらしている。空前のペットブームも相まって、まさにこれからの「癒しの医療」の中で急速に注目されうる分野となろう。

　最後になるが、このAATとAAAは、無条件で誰にでも適応できるものではないことも付記しておく。当然のことだが、動物嫌いの人には問題外の治療法であるし、人獣共通感染症（動物を介して人間に伝播する感染症）の危険性も完全には払拭できない。しかし、人間がペットの動物たちを見つめているときの優しく穏やかなまなざしは、それだけで十分に「癒し」を受けていることを実感させるし、その秘めたる可能性が医療にもっと活用できるという手応えを確信させてくれるのである。

　以上、医薬品ではない「クスリ」として、味覚・食感から感性までのいわゆる「五感」を刺激する治療を挙げてみた。これらの「クスリ」は、他

第 5 章　医薬品に限らないクスリと医療

の章の内容とは多少異なる点もあろうが、いずれにしても人が疾病から立ち直ったり、立ち向かうために大きな働きをすることは間違いないであろう。このような点からも多くの共通するものがあると考える。

第6章　医薬品の基本的知識
――意外に知らない"クスリの話"ってナニ？――

堀　祐輔
大柴吉文

第6章 医薬品の基本的知識

6.1 はじめに

本章は、これまでの章での記述のまとめとして読んでいただきたい。そのために、いろいろな例を出して「クスリ」のびっくりするような話をまとめてみた。

「〇〇さんがクスリを飲んで自殺を図りました！」。現場には近くで買ったであろうクスリの錠剤が数粒散乱し、薬瓶は半分ほどクスリが残っている状態で転がっている。その横を意識を失った患者が担架に乗せられて運ばれてゆく。近くでは、警察が現場検証している。こんな風景をテレビのドラマで何度か見たことがある。悲惨な自殺現場の状況に、「いかにも！」といった感じがするが、医師や薬剤師の立場で見ると、こんなことはまずないと思ってしまう（図6.1）。この理由については後に説明することにして、まず、医薬品について基本的なことから述べたいと思う。

6.1.1 似ているけど違うもの

すでに第1章で記載してあるが、医薬品は法的に「医療用医薬品」と「一般用医薬品」に分けることができる。

「医療用医薬品」は「医師または歯科医師によって使用され、またはこれらの者の処方せんもしくは指示によって使用されることを目的として供給される医薬品」、つまり「医者からもらうクスリ」である。医院や病院などで診察後、病状などを勘案して医師が患者に合わせた量、飲み方を指

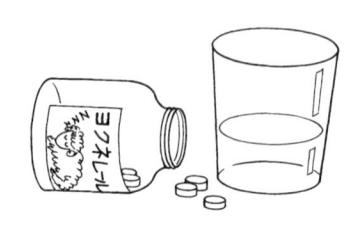

図6.1 「睡眠薬をたくさん飲んで自殺！」などとよく聞くけど、ホント？ 死ぬ気になったら何でもできるのだから、よく寝て考え直そう！ 何でも飲みすぎは体に悪い。正しい量を守ろう。

定して出すクスリのことであり、強い薬理作用と同時に副作用が出る可能性があるので、消費者が自由に購入することはできない。必要なときに必要な量だけ出されるので、余分にもらうこともできない。

これに対して「一般用医薬品」は、それ以外の市販薬（大衆薬）で、一般消費者が薬局・薬店などで直接購入できるものである。これは、OTC（薬局のカウンター越しに買えるクスリ。OTCは、オーバー・ザ・カウンターの略）薬ともいわれている。消費者が薬剤師と相談しながら購入することができるクスリで、一般に、安全性に重点を置いた処方のため、作用は比較的マイルドで、副作用の危険も少なくなっている。風邪薬や鎮痛薬など、病気の予防や、急に具合が悪くなったときなどの症状緩和を図るためのクスリで、医師による治療までのつなぎと考えて使うとよい。

これ以外にも、医薬部外品や化粧品など、身体に影響を及ぼしながら分類が異なるものがあるので、簡単に示しておく。

(1) 医薬品

医療用医薬品と一般薬に分かれる。病院で医師が処方してくれるクスリ、または、薬局・薬店で市販されている風邪薬や頭痛薬などのことである。配合されている有効成分の効果が認められており、病気の治療や予防に使われるクスリを指す。使う場合には使用方法を守るのが鉄則となる。

(2) 医薬部外品

医薬品ではないが医薬品に準ずるもの。つまり、効果・効能が認められた成分は配合されているが、それは積極的に病気やケガなどを治すものではなく、予防に重点を置かれたものといえる。また、効果そのものも誰にでも必ず認められるというものではなく、効果が期待できるという範囲。医薬品との大きな違いはここである。

(3) 化粧品

人の身体を清潔にし、美化し、魅力を増し、容貌を変え、または皮膚もしくは毛髪をすこやかに保つために、身体に塗擦、散布その他これらに類似する方法で使用されることが目的とされているもので、人体に対する作

用が緩和なものをいう。

（4） ダイエット食品や健康食品

薬事法には、いわゆるダイエット食品や健康食品の規定はない。正確にいえば、これらの食品について規制する単独の法律はない。現在は「ふつうの食品よりも健康に良いと称して売られている食品」を健康食品とみなし、主に食品衛生法、栄養改善法、薬事法により規制されている。つまり、体への効果は現状では証明されていないので、クスリとは異なるものである。

上述のように、薬事法で規制されるものの中では、その効果は（1）から（4）にいくに従って弱くなる。厳しい言い方をすれば、医薬部外品、化粧品は効果が弱いものなのである。なぜなら、法律に「人体に対する作用が緩和なものをいう」と規定されているからである。

6.1.2 医薬品開発の流れ

医薬品の開発は以前より「10年、100億円」といわれており、10年の研究開発期間と100億円の費用がかかるとされてきた。最近では「20年、300億」という人がいるほど莫大なお金と期間がかかる。このことは、簡単にいうと、一人の製薬会社社員がその製品を開発当初から手がけたとしても、患者さんに使ってもらい会社の売り上げになるころには退職してしまうか、かなり現場から離れた存在になっていることを意味する。

ここで新薬誕生までの長い道のり（図6.2）を見てみたいと思う。

（1） 基礎研究

クスリの開発は、植物や化学物質、微生物の中から、将来クスリとなる可能性がある新しい物質（成分）を発見したり、化学的に作り出すための研究から始まる。

（2） 非臨床試験……動物実験（3～5年）

クスリとして可能性のある物質を対象に、臨床試験前に、動物や培養細胞を用いて安全性や有効性について可能な限り細かく調べる。使われる動

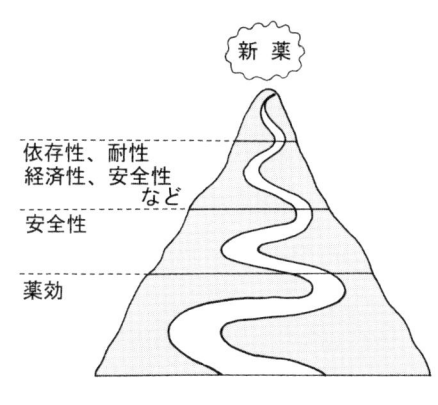

図6.2 新薬開発までの長い道のり！ 途中で開発中止になれば、数百億円のお金は無駄になる。開発費はすべて医薬品の値段に跳ね返ってくるため、新薬はとても高い。開発費が安いジェネリクス（後発医薬品）は、同じ薬効でも値段が安くなるのは当然なのだ。

物は、1回の実験で100匹に及ぶことが多い。

(3) 臨床試験……治験 （5～7年）

「非臨床試験」の段階で、安全性・有効性ともにパスしたクスリ（治験薬という）について、実際に人が使っても安全で有効性があるかどうかを調べていく最終的な確認作業。この臨床試験の段階が「治験」に当たる。治験はさらに3段階に分かれ、それぞれ参加者の同意を得た上で行なわれる。

① 第Ⅰ相試験（フェーズⅠ）：少数の健康な人を対象に、主に副作用と安全性について確認する。

② 第Ⅱ相試験（フェーズⅡ）：少数の患者を対象に、有効で安全な投薬量や投薬方法について確認する。

③ 第Ⅲ相試験（フェーズⅢ）：多数の患者を対象に、有効性と安全性について既存薬などとの比較を行なう。

④ 承認申請と審査（2～5年）：製薬メーカーは、治験で安全性や有効性などが証明された治験薬に対して、厚生労働省に製造承認の申請を行なう。数段階の審査を受け、それにパスすると初めて「医薬品」として市場に出ることができる。ちなみに、「基礎研究」段階で新薬候補とされた物質（化合物）のうち、製造承認を得ることができるものは、わずか1万分の1程度だという。

⑤ 認可後の評価（フェーズⅣ）：販売開始後もクスリはさまざまなチェックを受ける。病院などの医療機関でさらに多くの患者に投与された結果をもとに、開発段階では発見できなかった副作用や適正使用情報などの収集が行なわれる。

　クスリは飲みすぎれば、当然毒性や副作用が現われる。したがって、正しい量を守って飲むことが大事である。ところで、1錠では有効なクスリを、2錠飲んで毒性が出たらどうだろうか。このような危ないクスリでは誰も飲むことができない。薬物では「効果のある量」と「毒性の発現する量」の比を「効毒比」というが、この比が大きければ安全なクスリだということになるわけである。製薬会社では、抗癌剤を除いて医薬品として開発されるものは、「効毒比」100以上が暗黙の条件となっている。すなわち理論的には、通常量の100倍量飲んでも死んでしまうことがないほど安全なものしかクスリにはならないのである。

6.1.3　クスリの効き方

　クスリによって効き方は違うが、内服薬を飲んだときの流れを示す（詳しくは第2章参照）。

　① 吸収：口から入ったクスリは、食道を通って胃に入り、いったんここで分解される。しかし、ここではあまり吸収されず、大部分はその先の小腸から血液中に取り込まれ、門脈（消化管からの血液を集めて肝臓に運ぶ静脈）に至る。

　② 代謝：肝臓に送られたクスリは、体の細胞に吸収されやすい形に変化したり、分解されたり、毒性を弱められたりする。こうした肝臓での化学変化のことを毒物代謝という。

　③ 分布：肝臓を通ったあと、クスリの成分は血液によって全身へ送られる。目的とする臓器（病気の部分）に着いて直接作用したり、または中枢や細胞の酵素代謝に働きかけて、病気を治す。

　④ 排泄：クスリとして働き終えたものは、体外に排出される。水溶性

のものは腎臓から尿として体外に出る。このほか、肝臓から胆汁中に出て便の中へ出るもの、呼気や汗、乳汁、唾液に出るものもある。

注射や座薬の効果が早く出るのは、飲み薬のように分解・吸収の時間がいらないからである。

6.1.4 クスリは安全

ここまで来ると、冒頭に示したドラマの話が疑問として浮かんでくることがおわかりだろう。以下の点を総合して考えてもらいたい。

① ビンごとクスリを持っていることから、飲んだクスリは市販薬と考えられる。前述の通り、市販薬は「安全性」を重視しているため、1ビン全部飲んでも死ぬことはまずない。

② 万が一、医療用医薬品を1ビン入手できたとしても、100錠以上のクスリを一度に飲めば普通は嘔吐し、結局はそんなに飲めない。

③ 万が一、吐かずに飲めた場合でも、クスリは飲んでから効果が出るまでに30分くらいかかるため、自殺するほど大量に飲んだら苦しくて相当もがくはずである。

④ 最近は、情報公開や医学が進んだため、胃内洗浄や中和剤投与などの治療法も確立されつつあり、対応が迅速に行なわれるようになっている。

すなわち、相当の計画性と運の良さ（悪さ？）が加わったとしても、このドラマのようなシーンは成り立たないのである（図6.3）。ご存知のように、ドラマではこんなことが結構あるが、クスリを飲んで死のうなどということは考えるべきではない。普通、それでは死ぬことはできないのである。

6.2 飲み合わせ

世の中には星の数ほど多くのクスリが存在している。人でも相性の良い

第6章　医薬品の基本的知識

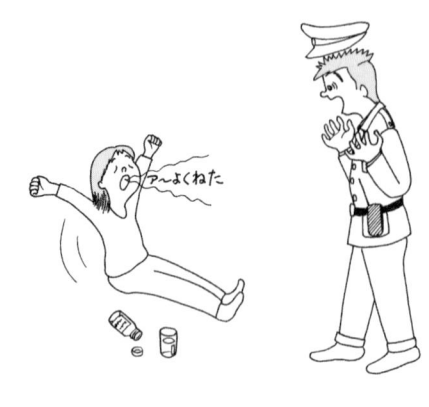

図6.3 やっぱり、クスリで死ぬのは無理！クスリの飲みすぎは体に悪いが、死ぬことは、まずない。クスリはとても安全なもの。そのための研究も十分に行なわれている。

人、悪い人がいるように、クスリの世界でも相性のよしあしがあるのである。薬剤師の仕事の半分近くは、これを判断して患者さんに安心して適切なクスリを飲んでもらうことにある。クスリの相性はとても難解かつ複雑で、完璧に理解している人はまずいないと思ってもよい。患者さんやその家族の方は、クスリを飲むときは必ず薬剤師に詳しく聞く習慣をつけてほしい。薬局はただ単にクスリをもらうところではなくて、クスリを安全に飲む方法を教えてくれるところだと思ってほしい。

6.2.1　クスリどうしの飲み合わせ

　2種類以上のクスリを服用する場合、クスリどうしで互いに作用しあって、効力が変化したり副作用が増大することがあり、これを「飲み合わせ」という（図6.4）。実際、飲み合わせにより、重大な結果につながるケースも少なくないため、2種類以上の薬剤を服用している人は、医師・薬剤師に相互作用の心配がないか尋ねることをすすめる。特に、高齢者は多種類の薬剤を服用することが多いので、注意が必要だ。たとえば、狭心症や心筋梗塞で抗凝血剤を投与されている人が鎮痛剤などを服用すると、抗凝血剤の作用が強まり、万が一出血した場合に血液が固まらずに危険な状態になることがある。

　① アスピリン＋経口糖尿病薬（低血糖）

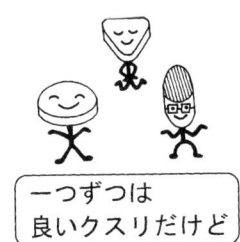

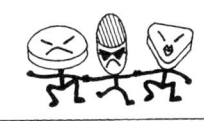

図6.4 飲み合わせってナニ？　複数のクスリを飲むときのクスリの相性を「飲み合わせ」という。飲み合わせが悪いと、気持ち悪くなったり、頭痛、腹痛などが出ることがある。何事も相性は大事だ。

② 抗うつ剤＋降圧剤（降圧作用の低下）

③ ワルファリン＋催眠剤（ワルファリンの作用減弱）

④ テオフィリン＋エリスロマイシン（テオフィリンの血中濃度上昇）

⑤ セフェム系抗生物質＋利尿剤（腎毒性増強）

など、飲み合わせは非常にたくさんあるため、勝手に判断しないで必ず薬剤師に相談することが重要である。薬剤師はこの時のためにいる「クスリの専門家」なのである。

6.2.2　アルコールや食品との飲み合わせ

（1）アルコール

　アルコールは相互作用を起こすことが特に多く、クスリの種類や飲むタイミングにより、その効果が高まったり、弱くなったり、中毒を起こしたりいろいろな症状が出る。もちろん一緒に飲んではいけない。特に危険なのは、精神安定剤や催眠剤、抗ヒスタミン剤、アスピリンと一緒に飲むことだ。服薬期間中の飲酒についても、医師、薬剤師によく確認しておくことが必要だ。お酒を飲まれる方は日頃から薬品との関係に気を配るべきだと思う。

　アルコールは、アルコール脱水素酵素（ADH）によって代謝される経

路のほかに、ミクロゾームエタノール酸化酵素（MEOS）という酵素によっても代謝される。このMEOSは、アルコールを代謝するための専門の酵素ではなく、クスリやその他の毒物も代謝する。ところが、体内にアルコールが存在すると、アルコールを第一の毒物として考えるようで、アルコールを優先的に代謝してしまうため、クスリをアルコールと一緒に飲むと、クスリの代謝は後回しになり、クスリが効きすぎることになってしまう。また、お酒を飲み続けていると、酵素がずっと出ていることになるので、代謝能力が非常に高くなっている。だから、通常の量のクスリを飲んでもすぐに分解されてしまって、クスリが効きにくくなる。

　同じ理由で、毎日晩酌などをしている人は、麻酔や痛み止めの効きが悪いことも説明できる。一方、最近市販されるようになった胃潰瘍の治療薬であるH2ブロッカーというクスリ（ラニチジンやシメチジンなど）は、ADHを使うアルコール代謝を遅らせるといわれている。つまり、酔いやすくなるわけで、胃が悪い人はお酒を控えた方がよい。

　ドリンク剤に含まれるアルコールやカフェインが、ほかのクスリとの飲み合わせで障害を起こすこともある。

　① 風邪薬や気管支拡張剤と一緒に飲まない

　カフェインと、これらのクスリの成分との相互作用により、頭痛を起こすことがある。

　② 催眠薬や血糖降下剤（糖尿病治療薬）と一緒に飲まない

　アルコール入りのドリンク剤の場合、これらのクスリを一緒に飲むと、睡眠薬の効力が強くなったり、血糖のコントロールができなくなることがある。

（2） 食品

　クスリと食品の相互作用にも気をつけなければならない。鉄剤をお茶や乳製品とともに服用すると、吸収が悪くなることや、虚血性心疾患などで抗凝血剤ワルファリンを服用中の人が、納豆を食べてはいけないことはよく知られている。納豆に多く含まれるビタミンKには、血液を固まらせて

しまう作用があるからだ。

① 三環系抗うつ薬＋チーズ・ヨーグルトなどのチラミン含有食品（急激な血圧上昇）

② テトラサイクリン系抗生物質＋牛乳（クスリの吸収低下）

③ カルシウム拮抗薬＋グレープフルーツジュース（作用増強）

6.2.3 クスリの服用と妊娠初期から出産までの注意

クスリはその形態が、錠剤、カプセル剤、顆粒剤、トローチ、座剤、軟膏など、各種にわたっており、予防や治療に際しては、これらの意味を正しく理解して服用する必要がある。実際の話で、医師や薬剤師の説明不足で、座薬を「座って服用するクスリ」と誤解したり、カプセル剤は飲みにくいのでカプセルに包埋してあるものと思い込み、カプセルを壊してバラバラにしてしまう場合もある。これらは、単純な誤解ということだけなら笑い話ですむが、実際は、クスリの形態にはそれなりの意味があるのである。なぜ座薬かというと、たとえば、肛門座薬の場合は、肛門周囲の血管から素早く吸収され、しかも、消化器系を通さないことにより胃腸系の弱い患者さんでも服用可能のため考案されたものである。

さらに、経口の場合と同じ薬物が含有されていても、用量の異なる場合があるので注意せねばならない。カプセル剤も、服用しにくい薬物が混入していることも事実ではあるが、薬効の作用発現時間や持続時間の異なる薬物を混ぜている場合もあるので、バラバラにすると期待される効果が認められない場合が生じる。

また、第2章（2.3.4）で述べられているように、母親の体から胎児の方に有害な物質が行かないようにしている血液胎盤関門は、脳の関門ほどは厳密でないため、クスリが胎児に移行して悪影響を及ぼすこともある。母親に投与されたクスリには、胎盤を介して胎児に移行しやすいクスリと移行しにくいクスリがあるので、妊娠中のクスリの服用には細心の注意が必要になる。本人が妊娠に気がつかずに服用してしまうこともあるので、普

第 6 章　医薬品の基本的知識

段からの注意が必要である。

表6.1 消化性潰瘍薬と相互作用がある薬

A 薬		B 薬			相互作用
消化性潰瘍薬	商品名	薬品または食品		商品名	
H2ブロッカー (シメチジン)	タガメット	血液凝固阻止剤	ワルファリン	ワーファリン	B薬の作用が強く出ることがある
		高血圧症薬	カルシウム拮抗剤	アダラート	
			βブロッカー	インデラル	
		ぜんそく薬	気管支拡張剤 (テオフィリン)	テオドール テオロング	
		抗うつ薬	塩酸イミプラミン	トフラニール	
		トランキライザー	ジアゼパム	セルシン ホリゾン	
		抗てんかん薬	フェニトイン	アレビアチン	
鎮痙剤	ブスコパン	抗うつ薬	塩酸イミプラミン	トフラニール	A薬の副作用（口が渇く、心臓がドキドキする、目がまぶしいなど）が増大する ＊抗ヒスタミン剤は市販の風邪薬や花粉症鼻炎の薬に含まれることがある
		抗ヒスタミン剤	マイレン酸クロルフェニラミン	ポララミン ネオレスタミン	
		精神神経用剤	クロルプロマジン	ウインタミン	
Al，Mgを含む制酸剤	マーロックス キャベジンコーワ錠 太田胃酸など	抗生物質	テトラサイクリン系	ミノマイシン アクロマイシン	B薬の吸収が低下し、効果が減弱するおそれがある
		抗菌剤	ニューキノロン系	タリビット フルマーク	
		牛乳、カルシウム剤			Bを大量に摂取すると高カルシウム血症が起き、吐き気や食欲不振が生じることがある

第6章　医薬品の基本的知識

表6.2　糖尿病薬と相互作用のある薬品

A 薬		B 薬		相互作用
糖尿病薬	商品名	薬品または食品	商品名	
スルホニル尿素(SU)剤 ビグアナイド(BG)剤	トルブタミド、アセトヘキサミド グリベンクラミド グリクラジド ヘキストラチノン ジメリン オイグルコン ダオニール グリミクロン 塩酸メトホルミン グリコラン	他の糖尿病薬	SU剤 BG剤 αグルコシターゼ阻害剤 インスリン	低血糖を起こすおそれがある
		解熱性鎮痛剤	サリチル酸系	アスピリン バファリン ケロリン PL	
		痛風薬	プロベネシド	プロベネミド ベネシッド	
		血液凝固阻止剤	ワルファリン	ワーファリン	
		高血圧症剤	βブロッカー	インデラル テノーミン カルビスケン	
		高脂血症剤	グロフィブラート	アモトリール	
		抗生物質	テトラサイクリン系 クロラムフェニコール系	ミノマイシン クロロマイセチン	
		抗うつ剤	MAO阻害剤	サフラ	
		ホルモン類	副腎皮質ホルモン 甲状腺ホルモン 卵胞ホルモン	リンデロン ベトネラン チラージンS ノアルデンD デボシン	血糖降下作用が弱まる
		利尿剤	チアジド系 フロセミド アセタゾラミド	フルイトラン ラシックス ダイアモックス	
		ニコチン酸		ポポンS ユベラN パンカルG	
αグルコシターゼ阻害剤	グルコバイ	消化剤	ジアスターゼを含むもの	太田胃酸	A、B薬のどちらの作用も悪くなる

6.2 飲み合わせ

表6.3 高血圧薬と相互作用のある薬品や食品

A 薬		B 薬			相互作用
高血圧薬	商品名	薬品または食品		商品名	
カルシウム拮抗剤	ペルジピン アダラート セパミット	強心剤	ジゴキシン	ジゴシン	A薬の作用を増強するおそれがある
	アダラート セパミット	消化性潰瘍薬	H2ブロッカー（シメチジン）	タガメット ガストロメット	血圧降下作用が強く出すぎることがある
		グレープフルーツで飲む			作用が増強され、頭痛、吐き気などの副作用を起こすことがある
チアジド系利尿剤	フルイトラン	催眠鎮痛剤、抗てんかん薬	バルビツール酸誘導体	バルビタール フェノバール イソミタール	起立性低血圧が増強されることがある
		アルコール類			
		強心剤	ジギタリス製剤	ジキトキシン ジゴシン	B薬の作用を増強するおそれがある
ACE阻害剤	カプトリル レニベース	痛風薬	アロプリノール	ザイロリック	代謝が抑制され、過敏反応を起こすことがある
		高血圧症薬	カリウム保持性利尿剤	アルダクトンA	高カリウム血症（不規則な心拍、精神錯乱、手足・口唇の麻痺や脱力感など）を引き起こすことがある
βブロッカー	インデラル テノーミン カルビスケン	ぜんそく薬	気管支拡張剤（テオフィリン）	テオドール テオロング	ぜんそくの薬が効かなくなったり、中毒症状が現われる
		糖尿病薬		インスリン オイグルコン	低血糖を起こすことがある
ループ利尿剤	ラシックス エデクリル	抗生物質（アミノグリコシド系）		カナマイシン	聴覚への影響が現われやすくなることがある
		強心剤	ジギタリス製剤	ジキトキシン ジゴシン	B薬の作用を増強するおそれがある
カリウム保持性利尿剤	アルダクトンA	K剤		アスパラK スローケー	高カリウム血症を引き起こすことがある

第6章 医薬品の基本的知識

表6.4 ぜんそく薬と相互作用のある薬品や食品

A 薬		B 薬		相互作用
ぜんそく薬	商品名	薬品または食品	商品名	
気管支拡張剤（テオフィリン）	テオドール、テオロング	狭心症薬	カルシウム拮抗剤（塩酸ベラパミル）	ワソラン	A薬が効きすぎて吐き気などを起こす可能性がある
		抗生物質	エリスロマイシン クラリシッド		
		脳血管障害薬	抗血小板剤（塩酸チクロビジン）	パナルジン	
		高血圧症薬	βブロッカー	インデラル テノーミン	
		消化性腸潰瘍	H2ブロッカー（シメチジン）	タガメット ガストロメット	
		痛風薬	アロプリノール	ザイロリック	
		抗てんかん薬	フェニトイン	アレビアチン	A薬の効果が減少することがある
		コーヒーや紅茶（カフェイン）			頭痛が起きることがある
		炭焼き肉			A薬の効果が減少することがある
気管支拡張β₂-刺激剤（塩酸プロカテロール、硫酸サルブタモール）	メプチン ベネトリン	めまい・除脈の薬	塩酸イソプレナリン	プロタノールS	強心剤などのカテコールアミン類と併用すると、不整脈がひどくなり、危険なこともある

6.2 飲み合わせ

表6.5 花粉症薬と相互作用のある薬品や食品

A 薬		B 薬			相互作用
花粉症薬	商品名	薬品または食品		商品名	
抗アレルギー剤（クロモグリク酸ナトリウム、アンレキサノクス）	インタールソルファ	高血圧症薬	レセルピン系製剤や α-メチルドパなど	セルパシルアルドメット	鼻づまりが、緩和されないことがある
抗アレルギー剤（オキサトミド）	セルテクト	アルコール類			A薬の作用が増強し、眠気や頭痛などが起こることがある
抗ヒスタミン剤（メキタジンマレイン酸クロルフェニラミン塩酸シプロヘプタジン）	ゼスランニポラジンポララミンペリアクチン	胃薬	ロートエキス・鎮痙剤を含む製剤	キャベジンコーワ錠、パンシロンG、ブスコパンA錠など	口が渇く、尿が出にくい、便秘などのA薬の作用を増強することがある強い眠気などが生じることがある
		中枢神経抑制剤	鎮静剤		A、B薬の作用を増強することがある
			精神安定剤		
			麻酔剤		
			バルビツール酸誘導体		
		アルコール類			悪酔いしたり、A薬が効きすぎることがある

第6章 医薬品の基本的知識

表6.6 風邪薬と相互作用のある薬品

A 薬		B 薬			相互作用
風邪薬	商品名	薬品または食品		商品名	
アスピリンを含む薬剤 ＊アスピリンは、リウマチ、関節症、歯痛、月経痛などにも用いられる	バファリン 小児用バファリン ストナC、 ユアS エキセドリンA バファリンA	痛風薬	プロベネシド	プロベネミド ベネシッド	B薬の腸管吸収を抑制、尿酸排泄に拮抗
		糖尿病薬	トルブタミド	ラスチノン オイグルコン ダオニール	血糖値が下がりすぎることがある
		血栓症薬	ワルファリン	ワーファリン	出血しやすくなるおそれがある
リン酸ジヒドロコデイン類（鎮咳剤）を含む薬剤	濃厚ブロチンコデイン液 エスタックイブ ジキニン顆粒A 新ルルA錠 パブロンS ベンザエース カイゲンせき止液	催眠鎮痛剤	バルビツール酸誘導体	バルビタール	A薬の作用が増強する
		高血圧症薬、不整脈薬	βブロッカー	インデラル カルビスケン	
		精神神経用剤	フェノチアジン		
		抗うつ薬	塩酸イミプラミン	トフラニール	
		血栓症薬	ワルファリン	ワーファリン	
		アルコール類			

表6.7 アルコール、食品と相互作用がある薬品

食品・嗜好品	薬品		商品名	相互作用
アルコール	血糖降下剤	トルブタミド	ラスチノン	ふだんアルコールをよく飲む人はクスリの効果が減弱する
	抗てんかん剤	フェニトン	アレビアチン	
	抗酒剤	ジスルフィラム	ノックビン	アルコール類と一緒に飲むと中毒を起こす可能性がある
	酒量抑制剤	シアナミド	シアナマイド	
	血糖降下剤	クロルプロパミド	ダイヤビニーズ	
		トルブタミド	ラスチノン	
	白せん症治療剤	グリセオフルビン	ポンシルFP グリセチンV フルシンF	
	精神安定剤等	クロルプロマジン	ウインタミン コントミン	アルコール類と一緒に飲むと効きすぎて危険なことがある
		ジアゼパム	セルシン ホリゾン	
		ハロペリドール	セレネース	
	催眠剤	バルビタール	バルビタール	
		フェノバルビタール	フェノバール	
	抗凝血剤	ワルファリン	ワーファリン	
	抗うつ剤	塩酸イミプラミン	トフラニール	
	解熱性鎮痛剤	アセトアミノフェン	コルゲンコーワルル ベンザエース ジキニンなど	ふだんアルコールをよく飲む人には毒性が増強する
イワシ マグロ カツオ	結核化学療法剤	イソニアジド	イスコチン	ヒスチジンを多く含む魚との同時摂取で、顔面紅潮、頭痛などアレルギーの症状が現れることがある

第6章　医薬品の基本的知識

食品・嗜好品	薬　品		商品名	相互作用
チーズ ワイン ビール 鶏レバー バナナ イチジク ニシンなど	結核化学療法剤	イソニアジド	イスコチン	チラミンを多く含む食品と一緒に服用すると発汗、動悸、頭痛、血圧上昇、悪心、吐き気が起こることがある
	抗うつ剤	塩酸サフラジン	サフラ	
納豆 クロレラ食品	抗凝血剤	ワルファリン	ワーファリン	一緒に服用すると血液を固まりにくくする作用を妨げるといわれている
牛乳	抗生物質	テトラサイクリンなど	アクロマイシン ミノマイシン	牛乳により薬品の吸収率が低下・抑制される
	角化症治療剤	エトレチナート	チガソン	牛乳により薬品の吸収率が増加して効きすぎる
	白せん症治療剤	グリセオフルビン	ポンシルFP グリセチンV フルシンF	

6.2 飲み合わせ

表6.8 胎児に影響を与える可能性のある薬品

薬　　品	商　品　名
偏頭痛治療剤	カフェルゴットなど
精神安定剤等	バランス、セルシン、デパス セレナール、コントロール リーゼ、メイラックスなど
降圧剤	カプトリル、レニベースなど
化学療法剤	バクシダール、タリビッド シプロキサン、オゼックス
解熱性鎮痛剤 抗炎症剤	アスピリン バファリンなど
催眠鎮静剤	ユーロジン、ダルメート ベノジール、ハルシオン サイレース、ベンザリンなど
抗てんかん剤	テグレトール、リボトリール アレビアチン、デパケン フェノバールなど
ホルモン剤	ヒスロン、プロゲストン、 プロベラなど
抗凝血剤	ワーファリンなど
その他	ビタミンA（大量）、ワクチン類、 抗癌剤、アルコール類、 タバコ、抗真菌剤など

第7章　医薬品常識テスト
―― "クスリ" の正しい知識と扱い方ってナニ？――

大柴吉文
堀　祐輔
渡辺泰雄

第 7 章　医薬品常識テスト

　この章では、これまで得られた知識を大いに活かして問題に取り組み、「クスリ」に対する正しい知識を学んでいただきたい。本書の読者なら答を見るまでもないかもしれないが、周囲の仲間やクスリを必要とする人への説明の際に利用していただきたい。

　「クスリは水で飲むと薄くなる」、「カプセル剤は中味だけ飲んだ方が効く」など、クスリの飲み方については実に勝手な思い込みや勘違いが多い。ここでは、この種の例を Q&A 形式でまとめてある。たとえば、錠剤を"噛んで"飲んでいる人に「クスリは、お菓子と違うから、噛んじゃうと……」と正しい飲み方を教えてあげてほしい（図7.1）。

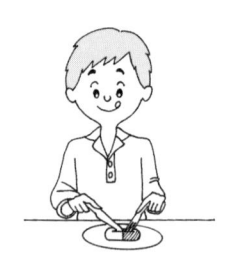

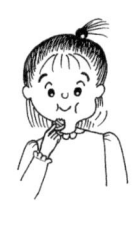

図**7.1** クスリはお菓子じゃない！　正しい飲み方を守ることが大事だ。世の中には信じられないことが多い。笑ってしまうが、実際にあった話を第7章のQ＆Aで書いてみた。笑いごとではすまされないことが多いので、参考にしてほしい。

【問い】

Q.01　錠剤は、噛み砕いて飲むと早く効く？
Q.02　水の代わりにコーヒーやジュースでクスリを飲んでもいい？
Q.03　牛乳と一緒に飲むと良くないクスリがある？
Q.04　錠剤やカプセルなら水なしで飲んでもかまわない？
Q.05　クスリは寝たままより起きて飲んだ方がいい？
Q.06　タバコはクスリの効き目に影響する？
Q.07　かぶれで軟膏薬を使うときには、よくすりこむとよい？
Q.08　軟膏薬は保護作用があるので、日焼けはしにくくなる？

- Q.09 ステロイドは強すぎるので、病院からもらっても使わない方がよいときがある？
- Q.10 「食間」服用とは、食事の途中でクスリを飲むこと？
- Q.11 多少古いものでも未開封のクスリなら大丈夫？
- Q.12 漢方薬は、食前に飲むのが基本である？
- Q.13 漢方薬には副作用がない？
- Q.14 葛根湯は寝る前に飲まない方がいい？
- Q.15 同じ病気なら、家族で同じ漢方薬を飲んでもさしつかえない？
- Q.16 漢方薬は体にやさしいので、併用しても問題ない？
- Q.17 漢方薬は発現が遅いので、1ヵ月は服用しないと本当の効果はわからない？
- Q.18 風邪のときは、水分や栄養補給のために、スポーツドリンクやジュースをなるべく多くとる？
- Q.19 医者に診てもらう時間がないので、とりあえず市販薬を多めに飲んで治そうと思う？
- Q.20 解熱性鎮痛薬は腹痛にも鎮痛効果はある？
- Q.21 医療機関の料金はいつでもどこでも同じなのだから、気軽に救急車で病院に行くのが得だ？
- Q.22 催眠導入剤は、服用方法を間違えたり多く飲みすぎると、記憶がなくなることがある？
- Q.23 ドリンク剤は、用法では通常1日1本となっているが、効果を出すために朝と夕に1本ずつ飲む。また、毎日続けて飲んだ方が効果的だ？
- Q.24 男性でも、服用するクスリによっては胎児に影響を与えることがある？
- Q.25 妊婦はカルシウムが不足しがちなので、クスリで補充してもよい？
- Q.26 家で血圧を測定するときより、病院で測定するときの方が高く出るため、その高い値を基準にクスリを処方されるとクスリが強すぎる

と思うので、少なくして飲んでいる？

Q.27 赤ちゃんにクスリを飲ませる方法がある？

Q.28 抗アレルギー薬は胃潰瘍にも効く？

Q.29 抗生物質と健胃薬を一緒に服用してもよい？

Q.30 予防接種を受けた日に入浴を控えるのは、注射口や接種された傷口からの感染を防ぐためである？

Q.31 頭痛が解熱性鎮痛薬で治まっても、問題がある？

Q.32 栄養機能食品と医薬品の併用には特に問題はない？

Q.33 夏の暑いときのスポーツでの飲料は、スポーツドリンクが最適である？

Q.34 トローチを噛み砕くのは良くない？

Q.35 ステロイド剤は副作用が強いので、絶対に拒否すべきである？

Q.36 食後の服用を忘れたときに、次回の食後にまとめて服用するのは良くない？

Q.37 予防接種を何回も受けることは、結局は医師への支払を多くするためである？

Q.38 座薬の解熱性鎮痛薬を、熱が上がるたびに何度も適用するのは良くない？

Q.39 生後半年以内の赤ちゃんの発熱は、微熱でも早めに座薬で熱を下げるべきである？

Q.40 解熱性鎮痛薬と抗生物質の組合せは注意すべきである？

Q.41 クスリは、苦ければオブラートやカプセルに包んでしまうと飲みやすく、効果的である？

Q.42 タバコの喫煙や副流煙で癌になるのは、ニコチンが原因である？

Q.43 消化性健胃薬の一つであるヒスタミン2型拮抗薬（H2ブロッカー）とアルコールの併用は、その効果をなくさせる？

【解説と答】

Q.01　錠剤は、噛み砕いて飲むと早く効く？

　錠剤のコーティングやカプセル（ゼラチン）などは、いやな臭いや苦味を防ぐほかに、「いつどこで溶けて作用させるか」を微妙に調節するという、とても重要な役目を果たしている。錠剤を噛み砕いたりカプセルをはずして中味だけ飲んだりすることは、わざわざ効かなくしているようなものである。そのままの形で服用するのが原則だ（チュアブル錠という、噛み砕いてもよいものもあるが、これは例外）。胃で溶けると効果がなくなる医薬品などを、腸で溶けるようにコーティングしてある腸溶剤や、クスリの有効時間が長くなるように少しずつ溶けるようにした徐放製剤などがある。答は「×」。

Q.02　水の代わりにコーヒーやジュースでクスリを飲んでもいい？

　クスリをジュースやコーヒー、お茶、お酒、ドリンク剤などで飲むと、その中に含まれる成分や添加物の影響で効くのが遅れたり、副作用を起こすことがある。たとえば、風邪薬の多くにはカフェインが含まれているので、コーヒーやお茶と一緒に飲むと、カフェインを過剰に摂取したことになり、頭痛や不眠などに陥ることもある。水またはぬるま湯で飲むのが一番だ。小さな子供がクスリを嫌がってジュースで飲むのは仕方ないが、なるべく少量で飲んだ方がよい。また、何も知らない子供に、クスリをジュースやミルクに溶かして与えると、大好きなジュースやミルクを嫌いになってしまうことがあるので、だまして飲ませることのないようにしてほしい。　答は「△」。薬剤師に相談することをすすめる。

Q.03　牛乳と一緒に飲むと良くないクスリがある？

　鎮痛薬を飲むと、胃が痛くなることがある。これを防ぐには、クスリを飲む前に牛乳を飲んでおくとよい。お酒を飲む前に牛乳を飲むと悪酔いしない、といわれるのと同じように、牛乳の脂肪分が胃壁を保護し、クスリの成分の急激な吸収を遅らせて、胃が荒れるのを防いでくれるのだ。逆に、テトラサイクリン系の「抗生物質」などは、吸収が悪くなるので、牛乳と一緒に飲んではいけない。答は「○」。

Q.04　錠剤やカプセルなら水なしで飲んでもかまわない？

　水なしで飲むと、胃の中でクスリが溶けにくく、効き目が遅くなったり低下したりする。さらに、口の中や食道にくっついて炎症を起こすこともある。「コップ1杯の水で飲め」というのは、単に飲みやすくするためではなく、効きを良くするためなのだ。「面倒くさい！」とクスリだけを口に放り込むのはやめよう。答は「×」。

Q.05　クスリは寝たままより起きて飲んだ方がいい？

　寝たまま飲んだり、飲んだ後すぐ寝ると、クスリがのどの奥や食道にとどまり、炎症や潰瘍の原因になる。クスリは水と一緒に飲めば、10秒ほどで食道を通過するので、風邪などの病気ではヘロヘロ起きられないときでも、クスリを飲むときだけは頑張って上体を起こして飲むようにしよう。もちろん、寝たきりの患者など、動かしてはならない患者もいるので、このような場合は医師や薬剤師に相談することをすすめる。答は「△」。

Q.06　タバコはクスリの効き目に影響する？

　タバコの煙の中には、クスリの効き目を弱めたり、効き目の持続時間を短くしたりする成分が含まれている。たとえば、解熱性鎮痛薬（アセトアミノフェン）、ぜんそくのクスリ（テオフィリン）、降圧薬（プロプラノロール）、精神安定剤（ジアゼパム）などは、効き目が弱くなるといわれる。

病気を本当に治したいなら、その間だけでもタバコはガマンする。答は「○」。

Q.07　かぶれで軟膏薬を使うときには、よくすりこむとよい？
外用剤の使い方は、中にある説明書の指示に従うこと。湿疹やかぶれのときは、よく効くようにとクスリをすりこむと、皮膚を刺激してかえって症状が悪化することもある。軽く伸ばすように塗った方がよい。答は「×」。

Q.08　軟膏薬は保護作用があるので、日焼けはしにくくなる？
塗り薬には塗りやすさや、薬剤の残留性、保湿性などを考慮して、軟膏、クリームやローションなどさまざまなものが用意されている。しかし、この中でワセリンを基材にしている軟膏薬は、塗ったところに日が当たると日焼けを強くしてしまう効果がある。したがって、軟膏を顔や腕などの日に当たるところへ塗ったときは、手袋や帽子を深くかぶって日光から守ることが大事だ。答は「×」。

Q.09　ステロイドは強すぎるので、病院からもらっても使わない方がよいときがある？
最近の患者さんの中には、クスリについてたいへん勉強している方も多くなり、「抗生物質は入っていますか？」とか「ステロイドは入っていますか？」と聞かれることがある。自分や家族の飲むクスリについて理解を深めることはたいへん良いことで、もちろん薬剤師は、適切に答えるはずである。しかし、患者さんによっては、「ステロイドや抗生物質は何となく怖いので使いたくない」という方もいる。ここで大事なことは、医師、薬剤師と十分に話し合うこと。医師は、患者さんの病状を見て、その時に必要な最適なクスリを必要最小限で出そうと考えているし、薬剤師は副作用を最小限にするようにクスリの使い方を説明する。万が一、副作用が出

第7章　医薬品常識テスト

そうな処方箋が来たときでも、薬剤師から医師に直接問い合わせ、適正な内容に変更してもらうようになっているのだ。だから、薬局でクスリをもらったら、正しくクスリを使うことが大事だ。医師、薬剤師の指示通り使っていれば、強いクスリでも怖がる必要はまったくないといえる。答は当然「×」。

Q.10　「食間」服用とは、食事の途中でクスリを飲むこと？

「食間」とは、食事の約2時間後、つまり食事と食事の間（胃が空っぽの状態）という意味である。ちなみに「食前」は食事の約30分前、「食後」は食事の約30分後、「就寝前」は眠りにつく約30分前を指す。吸収のよしあしや副作用のことを考えて、こうした指示がされているわけだが、食事の時間が不規則な人は、一般的な食事時間を目安に服用するとよい。医学的には食事は規則正しくとることが望ましいので、具合の悪いときぐらいは規則的な食事に努めるべきだろう。答は「×」。

Q.11　多少古いものでも未開封のクスリなら大丈夫？

クスリにも「有効期限」があり、3年以内のものはすべて有効期限を表示する決まりになっている。たとえ未開封のまま適所にきちんと保管されていたとしても、クスリの成分は毎日少しずつ変質していくものである。効き目が落ちるばかりか、害になることもある。期限がきれたクスリは絶対に使わず、捨てること。開封後は2～3ヵ月（目薬など液状のものは1ヵ月）が目安だ。答は「×」。

Q.12　漢方薬は、食前に飲むのが基本である？

酒がすきっ腹に飲むとすぐ効くように、漢方薬も胃が空っぽの「食前」（または食間）の方がよく効く。胃腸を荒らす心配はきわめて少ないが、クスリの種類や体質などによっては、「胃が悪くなった」と感じる人もいるかもしれないので、そんな人は勝手に飲み方を変えないで医師や薬剤師

に相談すべきである。たとえば、咳のクスリや胃のクスリなどは、苦い味そのものが口から食道を通っていくことで、効き目が良くなると考えられている。どうしても耐えられない！という場合は仕方ないが、なるべくならオブラートを使わず、たっぷりのお湯に溶かして飲むようにしよう。答は「○」。

Q.13　漢方薬には副作用がない？

西洋薬に比べて程度が軽いとはいえ、まったくないとはいえない。体質に合わない場合や、むやみに何種類も併用した場合などは、副作用が出ることもある。発疹が出たり、不眠、頭痛、吐き気、胃のむかむかなどの症状が出たら、服用を一時中止して医師、薬剤師に相談しよう。また、漢方生薬の中にはトリカブトなど毒性の強いものもあるので、素人判断で勝手に手を出さないこと。答は「×」。

Q.14　葛根湯は寝る前に飲まない方がいい？

風邪薬として有名な葛根湯の中には「麻黄」という生薬が含まれている。この麻黄には、中枢興奮作用を持つエフェドリンが含まれているため、人によっては不眠をきたす恐れがある。ぐっすり眠るためには、なるべく寝る4時間前ぐらいに飲むとよい。答は「○」。

Q.15　同じ病気なら、家族で同じ漢方薬を飲んでもさしつかえない？

どんなクスリが合うかは、その人の体質や年齢、性、その時の症状などによって異なる。たとえば風邪のとき。風邪薬といえば「葛根湯」が有名だが、このクスリには発汗作用があり、汗をかいていない人には向いているが、逆に汗をかいている人が使うと、余計に汗が出て疲れてしまうことになる。また、これは風邪のひきはじめに使うクスリで、いつまでも微熱や鼻水が続くというように、こじらせてしまった場合に飲み続けても、役

第7章　医薬品常識テスト

に立たないどころかかえって悪化させてしまう。答は「×」。

Q.16　漢方薬は体にやさしいので、併用しても問題ない？

　医者が患者に合わせて成分を調整しながら煎薬してくれるような場合は別として、すでに漢方エキス剤となっているものを何種類か使う場合、同じ生薬がダブっていると、その生薬成分ばかり過剰にとってしまうことになる。たとえば、「甘草（カンゾウ）」という生薬を過剰にとりすぎると、顔や手足がむくむなどの副作用を起こしかねない。やむを得ずいくつか併用する場合は、それぞれに含まれている生薬をチェックし、ダブリがないかどうか注意すること。答は「×」。

Q.17　漢方薬は発現が遅いので、1ヵ月は服用しないと本当の効果はわからない？

　以前は、漢方薬の「宣伝文句」は「効果が西洋医薬よりも穏やかで、副作用はほとんどない」であった。これは、製薬会社の一種の陰謀で、実際には、漢方薬も西洋医薬も「医療用医薬品」であるならば、効果は同程度に発現するのである。漢方薬を2～3週間連続して服用しても効果のない場合は、「証」に合わないので、処方箋は変更すべきである。漢方薬は、専門の漢方医として勉強をした医師に処方をお願いした方がよい。漢方は「異病同治」、「同病異治」との言葉があるように、まったく異なった病気でも処方箋が同じ場合や、同じ病気でも異なった処方箋となることもある。これは、漢方薬はまさに体質に合わせて（実証、虚証）処方されるからである。付記するに、わが国での漢方薬の用量は、中国で処方されている用量よりも低い。以上のようなことを考慮すれば、漢方薬でも副作用は出るし、効果発現も早い。答は「×」。

Q.18　風邪のときは、水分や栄養補給のために、スポーツドリンクやジュースをなるべく多くとる？

　熱が出ると汗が出たり、体力の低下が心配になるため、普段より多めに水分をとることはとても大事なことである。しかし、ここで注意したいのは糖分のとりすぎである。確かに食欲がないときには、代わりにスポーツドリンクといいたくなるし、ビタミン補給も兼ねて、オレンジやリンゴなどのジュースを飲みたくなる気持ちも分かる。しかし、身体を動かすこともなく布団に横たわっただけの人に、多量の糖分を与えることは、「糖尿病になってしまえ！」といっているようなものである。汗が非常に多いときは、硬水（ミネラル分の多い水）のミネラルウォーター（ヴィッテルなど）を冷やして与えるだけで十分。答は「×」。

Q.19　医者に診てもらう時間がないので、とりあえず市販薬を多めに飲んで治そうと思う？

　素人判断は大事故を招く可能性を持っており、絶対にやめるべきで、これならクスリは飲まない方がよいくらいだ。最近は、夜遅くまでやっている医院や病院があるので、必ず診てもらうこと。保険が適用されるので、金額的にも市販薬より安くて、効果的な治療が受けられる。市販薬は医者に見てもらうまでのつなぎと考え、勝手に多く飲んではならない。答は「×」。

Q.20　解熱性鎮痛薬は腹痛にも鎮痛効果はある？

　確かに、鎮痛薬と表示してある以上、どんな発熱や痛みにも効果的と思われても仕方のないことである。市販の解熱性鎮痛剤には「歯痛・頭痛・生理痛」と明記してあるが、それでは、なぜ同じ痛みなのに「腹痛」と書いていないのであろう？　「痛みの種類が違う」というのは「へ理屈」で、そもそも「痛みの種類」とは何であろうか。鈍痛や激痛ということか？そうではない。実は、市販の解熱性鎮痛薬も飲みすぎでは「消化性潰瘍」

を引き起こす副作用を持っているのである。

それでは、なぜ、このような副作用を引き起こすかというと、「解熱性鎮痛薬」は熱を平熱に戻したり、痛みを和らげるときに生体内の同じ物質の合成を抑制する。この物質はプロスタグランジンといい、生体にとってはたいへん重要な役割を果たしているが、炎症が起きたときには過剰に生産され、発熱や痛みの物質（ブラジキニン）が痛みの受容体に結合しやすくする。そこで、これらの過剰なプロスタグランジンの合成を抑制すれば、痛みは軽減し、熱の産生も抑えられ平熱に戻る。ところが、プロスタグランジンは、消化器系では胃液分泌などの抑制にも関与していることから、解熱性鎮痛薬を多量に服用すると通常のプロスタグランジン生産にも影響を及ぼし、胃酸分泌が増量することにより潰瘍が進行することになる。したがって、同じ「痛み」でも、腹痛（ことに胃酸過多によるもの）には効果がないばかりか、悪化させることもある。答は「×」。

Q.21 医療機関の料金はいつでもどこでも同じなのだから、気軽に救急車で病院に行くのが得だ？

医療機関の料金には深夜割増や休日割増があるので、日中に受診するのが一番安く、細かく診察してもらえる。また、安易に救急車を呼ぶのは、より緊急性を要する急病人の手当が遅れることになるので、必要なとき以外は避けるべきである。答は当然「×」。

Q.22 催眠導入剤は、服用方法を間違えたり多く飲みすぎると、記憶がなくなることがある？

寝つけないからといってあまり遅く飲むと、クスリの効果が朝まで残り、記憶がなくなる可能性がある。クスリは服用後、一般に30分後ぐらいから効果が現われはじめ、1時間後ぐらいから強くなるので、寝ようと思う30分ぐらい前に服用するのがよい。それでも、記憶がなくなるようなことが続くようなら、処方医にその旨を伝えて対応を相談すべきである。お酒と

一緒に飲むと健忘が起こりやすくなるので、お酒と一緒に飲んではいけない。答えは「○」。

Q.23　ドリンク剤は、用法では通常1日1本となっているが、効果を出すために朝と夕に1本ずつ飲む。また、毎日続けて飲んだ方が効果的だ？

　ドリンク剤には、過剰症を起こす可能性のあるビタミンAやビタミンDは含有されていないので、一般には心配ないと考えられる。しかし、ビタミンB1誘導体の中には有害なものがあると主張する研究者もいる。また、ドリンク剤にはカルシウムを含有するものがよくあり、カルシウムのとりすぎによる尿路結石ができることがある。その他に、生薬成分、グルクロン酸、タウリン、糖分などいろいろな成分が含まれることもあり、余分にとると副作用が出る可能性がある。中には80kcal以上のエネルギーを含有するものもあるため、特に食事制限している糖尿病の患者は服用しない方がよい。ビタミンB群やビタミンCは、飲んでも一定量以上は体に蓄えることができないので、すべて尿中に排泄することになり無駄になる。通常は食事で補給するのが基本なので、クスリにばかり頼らず、特に疲れたときなどに時々利用する程度にした方がよい。答えは「×」。

Q.24　男性でも、服用するクスリによっては胎児に影響を与えることがある？

　男性が服用したクスリで、胎児に異常をもたらす可能性が指摘されている薬剤としては、乾癬等の治療薬であるエトレチナートと痛風治療薬のコルヒチンがある。その他のクスリによる影響は心配ない。答えは「○」。

Q.25　妊婦はカルシウムが不足しがちなので、クスリで補充してもよい？

　胎児への影響はまず心配ない。カルシウムの妊婦の1日所要量は1gとい

われているが、いくつかの実態調査によると、妊婦のビタミン類の摂取は十分であったが、カルシウムの摂取は不足しており、所要量の6～7割程度であったとの報告がある。どちらかといえば、食事で摂取する方が好ましいが、時にはカルシウム剤での補給も有効と考えられる。産婦人科医へ相談することをすすめる。答えは「○」。

Q.26 家で血圧を測定するときより、病院で測定するときの方が高く出るため、その高い値を基準にクスリを処方されるとクスリが強すぎると思うので、少なくして飲んでいる？

白衣高血圧といって、医療機関で測定すると約10mmHgぐらい高く出ることがよくある。一般に、医師も配慮をして処方しているので、指示通り服用すること。心配なら、自宅で測定した血圧をグラフにつけて診察の際に医師に見せるとよい。答えは「×」。

Q.27 赤ちゃんにクスリを飲ませる方法がある？

赤ちゃんがクスリを飲まないときには、少量のアイスクリームに混ぜ込んで与えると意外に簡単に飲むので、試してみてほしい。冷たい舌ざわりがクスリの嫌な味を消す。この他、できるだけ少量の砂糖水やジュースに溶かして与えてもよい。ただし、ミルクに混ぜるのは望ましくない。クスリでミルクが苦くなったり、臭いがあると、ミルク嫌いになってしまうことがある。また、アイスクリーム、砂糖水、ジュースに混ぜるとき、あまり多くの量で溶かすと、飲み残しが出て治療に必要な量を飲ますことができなくなるので、注意が必要。しかし、このようにだましながら飲ませるのは、聞分けができないときまでで、聞分けができるようになれば、だまして飲ますようなことはなるべく避け、できる限り、病気を治すためにクスリを飲まなければならないことを納得させることが大切だ。答えは「○」。

Q.28　抗アレルギー薬は胃潰瘍にも効く？

　アレルギーにはいくつかの種類があるが、一般的には、「花粉症」のような上気道（気管支や肺）が中心となって咳・鼻水・鼻詰まり・くしゃみなどが出るような状態であったり、皮膚の発疹や痒み、発赤を伴う状態をいう。このようなアレルギーは1型アレルギーといい、ヒスタミンという生体内微量活性物質が免疫細胞の肥満細胞から連続的に多量放出することによって発現する。そのため、これらの症状は抗ヒスタミン薬で軽減される。一方、胃液分泌は消化にたいへん重要であるが、この胃液分泌を調整する物質の一つがヒスタミンでもある。胃におけるヒスタミンは胃壁から分泌され、胃液分泌を活発化させる働きをする。ところが、胃潰瘍はストレスなどの状態で胃液が盛んになることで胃壁を刺激し、分泌過剰で「胃に穴が開く」状態となる。そのため、ヒスタミン分泌を抑えたり、ヒスタミンが結合する場所、すなわち、受容体を占有し、ヒスタミンが結合しないような抗ヒスタミン薬が胃潰瘍に使用される。ただし、抗ヒスタミン薬は脳内にも移行し、催眠作用が強いので、昼間に服用するときは注意すべきである。答は「○」。

Q.29　抗生物質と健胃薬を一緒に服用してもよい？

　健胃薬の中には、アルミニウム塩、マグネシウム塩といった金属イオンと呼ばれているものが含有されている場合もある。これらの金属イオンは、過剰の胃酸分泌を抑制する効果や消化機能を高める働きをする。しかし、抗生物質（抗菌化学療法薬、キノロン系抗菌剤）の中には、これらの金属イオンと併用することで、吸収不良となり、薬効が低下するものがある。そのため、抗生物質で消化不良を起こしやすい方は、必ず、医師や薬剤師に併用する健胃薬の種類を確認した方がよい。答は「△」。

第7章 医薬品常識テスト

Q.30　予防接種を受けた日に入浴を控えるのは、注射口や接種された傷口からの感染を防ぐためである？

　もちろん、傷口からの感染も考慮すべきであるが、予防接種そのものは、対象とする感染菌の死菌や静菌（活性を失った菌）を皮内に接種したり、服用したりすることである。すなわち、感染の「偽状態」を体内に想定させるためのものである。そのため、時としては感染したような状態になるわけであるから、冬場などの寒い時期に風呂上がりで風邪を引くようなことがあっては体力消耗となるので、入浴を控えた方がよいとの考えがある。答は「×」。

Q.31　頭痛が解熱性鎮痛薬で治まっても、問題がある？

　これはたいへんむずかしい問題である。頭痛の成因によるので、まずは、頭部の表在性血管が収縮したり、炎症を起こしたりするときに起こる場合を考えよう。この場合は、市販の解熱性鎮痛薬でも効果はある。しかし、高血圧での頭痛や脳血管障害、さらには、脳組織での感染・炎症などでの頭痛は、重篤となる場合がある。しかし、これらのような場合でも、一時的に解熱性鎮痛薬で痛みが解消されるときもある。このようなときが最も恐い。すなわち、そのままにして放り出しておくと、脳梗塞になったり、悪化して半身不随になったり死亡する場合もある。頭痛が起きたときに原因が不明ならば、必ず医師に診断を依頼すべきである。答は「○」。

Q.32　栄養機能食品と医薬品の併用には特に問題はない？

　「食品」であっても、医薬品の効果を増強させたり、弱めたりするものがある。たとえば、グレープフルーツジュースを高血圧症薬と併用すると、薬物の効果が増強される。アルコールと催眠薬、抗アレルギー薬（特に抗ヒスタミン薬）の併用は、催眠作用を増強させる。栄養機能食品といわれているものの中には、薬物代謝酵素に影響を及ぼすことによって、薬物の効果を軽減させてしまうものがあることは、本文に詳細に記述してあるの

で、再度確認されたい。答は「×」。

Q.33　夏の暑いときのスポーツでの飲料は、スポーツドリンクが最適である？

　市販のスポーツドリンクにはナトリウム塩やカリウム塩が多く含有されている。そのため、汗をかき心臓や腎臓機能がフル回転しているときなどは、尿の回数がむしろ減少し、それで喉が渇き、ますますスポーツドリンクを飲むことになる。そこで、ナトリウムやカリウムの過剰摂取と同じことが生じ、心臓病や腎臓病の方にはたいへんな負担となるわけである。もちろん、このような病気の予備軍の方や高齢者にも問題となる。ましてや、心臓バイパスなどの手術をしておられる方は要注意。それでは、このような場合は何が最適かというと、ミネラル水500mlに爪楊枝で10ヵ所ほど穴を開けた天然梅干しを1個入れたようなものである。答は「×」。

Q.34　トローチを噛み砕くのは良くない？

　トローチは、咽頭の炎症を和らげるためのものであり、可能な限り咽頭部へ薬物をとどめておくことを考慮すべき剤形である。そのため、噛んで砕いたりすると、当然、溶解しやすく長くとどめることはできない。答は「○」。

Q.35　ステロイド剤は副作用が強いので、絶対に拒否すべきである？

　ステロイド剤は、腎臓のすぐ上に存在している副腎の外側（皮質）から分泌されるホルモンである副腎皮質ホルモンのうちの、糖質コルチコイドと呼ばれるものを化学的に合成したものである。このように、本来は生体内に存在するものであるから、不足した分を補うように使用されれば効果の発現は絶対的であり応用範囲も広い。しかし、生体内の物質は「適度」に存在すれば、本来の生理作用を「まっとうする」が、過量になれば、生

第7章　医薬品常識テスト

体反応の常として必ず防御的な反応や過剰な反応が発現しやすくなる。そのため、いわゆる、「副作用＝二次的反応、薬害作用」（たとえば、満月様顔、感染、糖尿病、抑うつ症状など）が広範囲に発現する。このため、ステロイドは経験ある医者の処方が必要である。ステロイドは大変切れの良い薬物である反面、扱いにくい薬物、「両刃の刃」といわれるゆえんである。答は「×」。

Q.36　食後の服用を忘れたときに、次回の食後にまとめて服用するのは良くない？

薬用量は、効能効果ばかりではなく、薬物動態（薬効発現時間や血中持続時間などを血中濃度から計測して、物理学的な解析を行なうことでわかる）を基準として、動物実験や臨床実験を重ねて決定される。そのため、1回用量は、薬物が最も効果的、かつ副作用が出にくい状態を想定して決定される。そのため、1回の服用を忘れて一度に服用すれば、当然、効果の増大や副作用が発現しやすい。服用を忘れた場合は、仕方がないので（というよりも、忘れるほど回復している状態であるともいえるのかもしれないが）、決められた用量を服用した方がよい。現在では、このような服薬ミスを防ぐため、1日1回の服用（コンプライアンスの改善と呼ばれている）の薬物も多い。答は「○」。

Q.37　予防接種を何回も受けることは、結局は医師への支払を多くするためである？

予防接種は、対象とする感染菌の死滅菌や静菌（不活性化した菌）を体内に接種して、感染したような状態を生み出し、生体の免疫反応に「記憶」させるためのものである。すなわち、死滅菌や静菌によって免疫反応の増強を誘発させ、B細胞から抗体（特にIgG）を効率よく放出させて、感染や疾病となることを防御するためのものである。このような状態を作り出すためには、1回のみの接種では弱いこともあり、複数回の接種でさらに

強固な免疫反応（ブースター効果と呼ばれる）を増強させる。そのため、1回の接種のみではなく数回接種が必要となる。もちろん、（そうあってほしくはないが）医者の勝手で数回投与を強要されることもあるかもしれないので、抗体価（特定の種類の組織、細胞、または物質に対する抗体が血中内に存在するかどうか、および、存在する場合にはその量の測定値）について尋ねた方がよいであろう。答は「×」。

Q.38　座薬の解熱性鎮痛薬を、熱が上がるたびに何度も適用するのは良くない？

　座薬は胃腸障害を起こさないので、数回の連続投与でも「お尻が気持ち悪い」程度で処置されることがある。痔静脈から吸収された薬物は肝臓を通らず直接作用する。したがって、これはたいへん危険で、胃腸障害は起こさない代わりに肝機能に対する影響が出やすく、効果の低下や副作用が発現しやすくなる。特に、幼児や小児の場合は、代謝機能や排泄機能が低下しているので、薬物の連続適用は、大人と異なってさらなる副作用や害作用が発現しやすくなるから要注意である。一度熱が下がってもまた上がるときは、熱、痛みの原因となっている病気は何かと考えるべきだ。答は「〇」。

Q.39　生後半年以内の赤ちゃんの発熱は、微熱でも早めに座薬で熱を下げるべきである？

　生後間もない乳児は自然免疫が発達している。そのため、急激な発熱（微熱は常であり、39℃以上の発熱）があった場合は、応急処置として、全身を冷やすという手段が一番最初にとるべき対処法である。乳児や幼児に対しては、原因が不明の高熱に対して解熱性鎮痛薬を使用することは、二の次とした方がよい。なぜなら、熱に対する抵抗性を自然に有している乳児や幼児では、薬物で強制的に熱を下げるのではなく、まずは自己の「自然治癒力」を高めることが重要だからである。薬物での強制的な解熱

はむしろ抵抗力を弱めるので、可能な限り様子を見て薬物を使用することである。乳児や幼児は、37～38℃程度の熱はすぐに出ることを認識していただきたい。答は「×」。

Q.40 解熱性鎮痛薬と抗生物質の組合せは注意すべきである？

これは、感冒のときによく処方されるが、組合せによって時として重篤な痙攣症状を呈し、場合によっては死に至る場合のあることが報告されている。そのため、このような処方を医者からもらうときは、必ずこの点を医者か薬剤師に相談すべきである。現在のところ、市販の解熱性鎮痛薬と抗生物質との組合せでは、重篤な痙攣は報告されていない。答は「○」。

Q.41 クスリは、苦ければオブラートやカプセルに包んでしまうと飲みやすく、効果的である？

いわゆる苦味を感じさせることを目的とする薬物の中には、それによって胃液分泌や唾液分泌を活発にさせ、胃腸系を活発に動かす効果のあるものもある。そのため、苦味をなくしてしまうことは良くない。しかし、胃腸系の改善を目的としていない医薬品に関しては、無理に苦味を感じる必要はないので、オブラートやカプセルで服用してもよい。また、医薬品以外の栄養食品に関しては、苦い味よりは「旨い」味の方が身体に良いので、何も苦い栄養食品を無理して服用する必要はない。オブラートなどを使うときは医師か薬剤師に相談すること。答は「△」。

Q.42 タバコの喫煙や副流煙で癌になるのは、ニコチンが原因である？

ニコチンは毒性が非常に高い物質である。しかし、癌の成因物質はニコチンではなく、煙に含まれているベンズピレンや数千種類の未知物質の何かが癌を誘発する因子となっている。ニコチンは、アセチルコリンという神経伝達物質が結合する部位（受容体）に結合して、心臓の動きをゆっく

りさせたり、腸管の動きを活発にしたりする。さらに、脳内では記憶力を高めるともいわれているが、そのためには多くの煙を吸うことになるので、やはり、癌の危険性を背負っての危険な賭けとなるのは避けられない。答は「×」。

Q.43　消化性健胃薬の一つであるヒスタミン2型拮抗薬（H2ブロッカー）とアルコールの併用は、その効果をなくさせる？

　胃液分泌過多によって、胃潰瘍となる。そのため、胃液分泌を抑制する各種の消化性健胃薬が販売されている。消化器のヒスタミン分泌は胃液を出す働きをしており、ことに、消化器内のヒスタミン受容体は2型であることがわかり、それ以降、選択的に胃酸分泌を抑制するH2ブロッカーが販売された。当初は、医療用医薬品であったが、現在は一般用医薬品となり、薬局でも販売されている。一方、アルコール類は胃酸分泌を促進することが知られている。したがって、両者を併用することは、薬効を低下させることにつながる。「飲み過ぎにH2ブロッカーは効果をなくす！」のである。答は「○」。

参考文献

第1章

Koji Miyamoto, Yasuo Watanabe, Norio Iizuka, Eiki Sakamoto and Kiwamu Okita, Effect of a hot water extract of Agaicus blazei fruiting bodies(CJ-01)on the intracellular cytokines level in a patient with bronchitis, *J. Trad. Med.* **19**, 142-147 (2002).

今西二郎編『別冊・医学の歩み・未病の医学』医歯薬出版 (2001).

江口文陽, 檜垣宮都, 渡辺泰雄編著『生命と環境の科学』地人書館 (1999).

江口文陽, 渡辺泰雄, 菊川忠裕, 安倍千之, 吉本博明, 桧垣宮都「ヒメマツタケ熱水抽出物質CJ-01の腎機能不全改善効果」『和漢医薬学雑誌』**16**(1), 24-31 (1999).

江口文陽, 渡辺泰雄, 張俊, 宮本康嗣, 吉本博明, 福原富男, 桧垣宮都「自然発症高血圧ラットを用いたヒメマツタケ子実体熱水抽出物質 (CJ-01) の降圧効果」『和漢医薬学雑誌』**16**(5), 201-207 (1999).

岡野善朗, 永田郁夫『スキルアップのための漢方薬の服薬指導』南山堂 (2001).

橘田力, 山田静雄, 浅川武彦, 石原勝也, 渡辺信男, 石山久男, 渡辺泰雄「天然vanadiumを含有する富士山伏流水のヒト高血糖症に及ぼす影響」『応用薬理』**64**, 77-84 (2003).

檜垣宮都監修『キノコを科学する』地人書館 (2001).

檜垣宮都, 江口文陽, 張俊, 菊川忠裕, 安倍千之, 加藤克彦, 長谷川一雄, 渡辺泰雄「培養ヒメマツタケ (CJ-01) 子実体熱水抽出物質の自然発症糖尿病 (GK) ラットにおける膵β細胞数減少に対する改善作用」『和漢医薬学雑誌』**17**(5), 205-214 (2000).

渡辺茂夫「脳機能障害症候群に対する薬剤の臨床」『現代医療』**4**, 1237-1241 (1972).

第2章

伊賀立二編『ナースのためのおくすり相談Q&A (JJNスペシャルNo.59)』医学書院 (1998).

池田義雄, 景山茂, 熊坂一成, 竹内登美子, 中川輝昭『薬の作用・副作用と看護へのいかしかた』医歯薬出版 (2001).

大橋京一, 藤村昭夫編『疾患からみた臨床薬理学』じほう (2003).

田中正敏『超図解, 薬はなぜ効くか』講談社 (1998).

辻彰編『新薬剤学』南江堂 (2002).

中谷晴昭, 大橋京一『薬とのかかわり：臨床薬理学』《シリーズ看護の基礎科学 第7巻》日本看護協会出版会 (2001).

第3章

栗山欣弥, 遠藤政夫, 笹征史, 大熊誠太郎編集『医科薬理学 第3版』南山堂 (1998).

参考文献

小泉秀夫，荒義昭編集『飲食物・嗜好品と医薬品の相互作用（3訂版）』じほう（1998）．
宮崎利夫，朝長文彌編集『薬の辞典』朝倉書店（2001）．
「薬と食・西洋薬と漢方薬の相互作用」『薬局』52巻2号（2001）．

第4章

Rau, S. E., et al., Grapefruit juice-terfenadine single-dose interaction : magnitude, mechanism and relevance, *Clin. Pharmacol. Ther.*, **61**, 401（1997）．
Spence, J. D., Drug interactions with grapefruit : Whose responsibility is it to warn the public?, *Clin. Pharmacol. Ther.*, **61**, 395（1997）．

第5章

鈴木信孝編著『「適切な代替医療」選択のポイント——生活習慣病 予防と再発防止のために』日本医療情報出版（2001）．
高柳友子他編『医療と福祉のための動物介在療法』《別冊『総合ケア』》医歯薬出版（2003）．
日本補完代替医療学会ホームページ〈URL〉http://www.jcam-net.jp/
板東浩，松本晴子「医療における音楽療法（上）」『内科専門医会誌』12巻4号，655-656（2000）．
板東浩，松本晴子「医療における音楽療法（中）」『内科専門医会誌』13巻1号，116-117（2001）．
板東浩，松本晴子「医療における音楽療法（下）」『内科専門医会誌』13巻2号，281-284（2001）．
板東浩他編『音楽と癒し 音楽療法の可能性』《現代のエスプリ424》至文堂（2002）．
檜垣宮都監修『キノコを科学する』地人書館（2001）．

第6章

大沢博『食事で治す心の病——心・脳・栄養 新しい医学の潮流』第三文明社（2003）．
田中憲一，佐藤博（編集），高桑好一，田村正毅，増田寛樹『スキルアップのための妊婦への服薬指導』《スキルアップシリーズ》南山堂（2003）．
日経ドラッグインフォメーション（編集），沢田康文『「処方せんチェック」虎の巻——その薬を出す前に』《日経DI薬局虎の巻シリーズ》日経BP社（2003）．
日本医薬情報センター『医療薬 日本医薬品集 2004 <第27版>』じほう（2003）．
日本医薬情報センター『一般薬 日本医薬品集 2004-05 <第14版>』じほう（2003）．
水島裕，森田寛『今日の治療薬——解説と便覧（2004）』南江堂（2004）．

索　引

【あ　行】

アーユルヴェーダ　117
アガリクス・ブラゼイ　119
赤ワイン　108
亜急性脊髄視神経症　69
亜急性毒性試験　64, 66
悪性新生物　34
アクロマイシン　141, 148
アシドーシス　100
アスパラK　143
アスピリン　24, 96, 97, 102, 136, 137,
　142, 146, 149
アセタゾラミド　142
アセチルコリン　96, 104, 170
アセトアミノフェン　96, 147, 156
アセトヘキシミド（アセトヘキサミ
　ド）　101, 142
アダラート　141, 143
アデニル酸シクラーゼ　94, 104
アデノシン2燐酸　36
アデノシン3燐酸　36
アドレナリンβ受容体　104
　──遮断薬　103
アニマル・アシステッド・アクティ
　ビティー　126, 127
アニマル・アシステッド・セラピー
　125, 126, 127
アニマル・セラピー　125-127
アブラナ科の野菜　107
アボガド　108, 109
アミオダロン　98
アミノグリコシド系の抗生物質
　105, 143
アムホテリシンB　105
アモトリール　142
アリストテレス　122

アリストロキア酸　72, 73, 74
アルカローシス　100
アルコール　83, 106, 137, 138, 145-
　147, 149, 154, 166, 171
アルコール脱水素酵素（ADH）
　137, 138
アルダクトンA　143
アルドステロン様作用　108
アルドメット　145
アルブミン　47, 96, 97
アルミニウム　95
　──塩　165
　──を含む制酸剤　141
アレビアチン　141, 144, 147, 149
アレルギー　165
　──性鼻炎　107
　──反応　63
アロプリノール　143, 144
アロマセラピー　117
安全係数　64
安全性
　──試験　66
　──を修飾する因子　62
アンチピリン　107
アンフェタミン　100, 101
アンレキサノクス　145
胃液分泌　165
イオンチャネル　94
胃潰瘍　138, 153
医食同源　30, 38
イスコチン　147, 148
イソニアジド　108, 147, 148
イソプレナリン
　塩酸──　144
イソプロテレノール　104
イソミタール　143

依存性試験　66
1型アレルギー　165
イチジク　148
一重盲検法　34
1日許容摂取量　63, 64
1年間反復投与毒性試験　66
イチョウ　81
　──葉エキス　77
胃腸障害
　経口投与時の──　44
一般毒性試験　64, 66
一般用医薬品　20, 21, 24, 37, 130,
　131
遺伝的な要因　51
イトコナゾール　52
胃内洗浄　135
犬（ペット）　124, 125
異病同治　24, 167
イブプロフェン　98
イミプラミン　98
　塩酸──　141, 146, 147
医薬品　17-21, 23, 24, 131
　一般用──　20, 21, 24, 37, 130,
　131
　医療用──　20, 24, 37, 130
　──開発の流れ　132
　──との相互作用　79
医薬部外品　18, 21-23, 37, 131
癒　し　112, 121, 122, 127
　音楽による──　123
医療用医薬品　20, 24, 37, 130
イワシ　147
インジナビル
　硫酸──　80
飲　酒　106
インスリン　41, 103, 142, 143

175

索　引

インターフェロン（IFN）-α製剤
　　74, 75
インタール　145
インデラル　141-144, 146
インド医学　117
インドメタシン　78
ウイタミン　141, 147
うっ血性心不全　75
エイズ　70
栄養機能食品　31, 118, 153, 166
エキセドリンA　146
エキナセア　アウグスティフォリア
　　81
エスタックイブジキニン顆粒A　146
エストラサイト　83
エタノール　106
エチドロン酸二ナトリウム　83
エデクリル　143
エトレチナート　83, 148, 163
エネルギー制限食　113
エノキサシン　98
エピネフリン　104
エフェドリン　78, 159
エリスロマイシン　52, 98, 137, 144
塩化アンモニウム　100, 101
塩基性薬物　101
塩酸イソプレナリン　144
塩酸イミプラミン　141, 146, 147
塩酸サフラジン　148
塩酸チクロビジン　144
塩酸プロカテロール　144
塩酸ベラパミル　144
塩酸メトホルミン　142
塩分制限食　113
オイグルコン　142, 143, 146
黄ゴン（オウゴン）　72, 74
太田胃酸　141, 142
オーバー・ザ・カウンター　131
オープン試験　68
オキサゼパム　45
オキサトミド　145
オキシテトラサイクリン　104
オゼックス　149
オブラート　154, 170

オメプラゾール　98
音　楽　112
　　――療法　122, 124
　　――療法士　124

【か　行】
カイゲンせき止液　146
化学療法薬（化学療法剤）　104, 149
　　――の相互作用　105
角化症治療剤　148
核酸合成阻害　105
家　系　30
下行性痛覚抑制系　91
ガストロメット　143, 144
風邪薬　146
カツオ　147
葛根湯　152, 159
活性化多糖類関連化合物　119
活性代謝物　52
カテコールアミン　83
　　――類　144
カナマイシン　104, 105, 143
カフェイン　83, 98, 138, 144, 155
カフェルゴット　149
カプセル　170
　　――剤　139, 152, 154, 155, 156
カプトリル　143, 149
かぶれ　157
花粉症　165
神の声　122
ガラミン　104
カリウム
　　――塩　167
　　高――血症　143
　　――制限食　113
　　――保持性利尿薬（――保持性利
　　尿剤）　89, 143
カルシウム　95, 153, 163
　　――イオン　106
　　――拮抗薬（――拮抗剤）　82,
　　83, 139, 141, 143, 144
　　高――血症　141
　　高――食品　83
　　――剤　141

ジヒドロピリジン系――　107
炭酸――　100
　　――チャネル遮断薬　101
カルビスケン　142, 143, 146
カルビドパ　88, 89
カルボキシラーゼ　109
肝　炎　113
肝機能障害
　　生薬製剤による――　75
間欠性跛行
　　末梢循環障害による――　81
肝硬変　113
癌細胞へのターゲティング　48
癌三大療法　120
肝疾患　114
　　――治療薬　74
間質性肺炎　75
感受性　62, 65
環状重合乳酸　119
関節症　146
甘草（カンゾウ）　73-76, 80, 160
肝　臓　51, 52, 53, 102, 134
漢　方　23
　　――エキス剤　160
　　――処方　26
　　――の証　25
漢方薬　23, 72, 116, 117, 152, 153,
　　158-160, 166
肝ミクロソーム系の酵素　98
関木通（カンモクツウ）　73, 74
管理栄養士　116
偽アルドステロン症　75
危害分析重要管理点監視　77
気管支拡張剤　141, 143, 144
気管支拡張β₂－刺激剤　144
気管平滑筋　104
基礎研究　132, 133
キチン　119
喫　煙　51, 98
拮抗作用　90
キトサン　119
キニジン　80, 100, 101, 104
機能性食品　29, 112, 116-120
キノホルム　69, 70

索　引

キャベジンコーワ錠　141, 145
キャベツ　107, 108, 109
牛海綿状脳症　76
吸　収　40, 41, 91, 134
　　──における相互作用　95
90日間反復投与毒性試験　66
求心性痛覚伝導路　91
急性毒性試験　64, 66
牛　乳　83, 106, 139, 141, 148, 152, 155
吸入麻酔薬　104
吸入薬　44
牛の肝臓　109
虚　25
　　──証　167
強化食品　110
狂牛病　76
強心剤　143
狭心症発作　43
狭心症薬　144
強心配糖体の副作用　108
協力作用　90
極　量　18
虚血性心疾患　138
起立性低血圧　143
キレート　83
　　──化合物　45, 95
　　──金属　36
菌交代症出現　105
ギンコール酸　77
ギンコライドB　81
筋弛緩薬　104
筋肉内注射　41
クオリティ・オブ・ライフ
　　→生活の質
クラリシッド　144
クリアランス　57, 58
グリクラジド　142
グリコラン　142
グリセオフルビン　45, 83, 147, 148
グリセチンV　147, 148
グリチルリチン　108
　　──酸　75, 76
グリベンクラミド　78, 142

グリミクロン　142
グルクロン酸　163
グルコース　102
グルコバイ　142
グレープフルーツジュース　52, 82, 83, 106-108, 139, 143, 166
グロフィブラート　142
クロモグリク酸ナトリウム　145
クロラムフェニコール　98, 106
　　──系　142
クロルプロパミド　147
クロルプロマジン　141, 147
クロレラ食品　148
クロロキン　69, 71
　　──網膜症　71
クロロフィル　36, 37
　　──a　36
クロロマイセチン　142
経口血糖降下剤　83
経口糖尿病薬　97, 136
経口投与　41, 42, 43
　　口腔内速溶性──製剤　48
　　──時の胃腸障害　44
経口薬　41
芸　術　121, 122
経皮吸収製剤　48
経皮投与　44
化粧品　131
血　圧　153, 164
　　──降下作用　143
血液凝固因子　69
血液凝固阻止剤　141, 142
血液凝固抑制作用　102
血液製剤
　　非加熱──　70
血液胎盤関門　49
血液脳関門　49
結核化学療法剤　147, 148
血管拡張作用　106
月経前症候群　81
月経痛　146
結合型　47
結合部位　101
血漿脂質改善作用　81

血漿タンパク質　47, 96, 97
血栓症薬　146
血中濃度　50, 54, 55
　　──の副作用域　55
　　──の有効域　55
　　──モニタリング　55
血中濃度-時間曲線下面積　56-58
血糖降下作用　81, 142
血糖降下薬（血糖下降剤）　81, 138, 147
　　経口──　83
血糖値　103, 146
血糖調節機構　103
血友病　70
ケトコナゾール　98
解熱性鎮痛薬（解熱性鎮痛剤）　142, 147, 149, 153, 154, 156, 161, 166, 169, 170
ゲルマニウム　77, 81
ケロリン　142
健胃薬　153, 165
健康障害　79
健康食品　132
ゲンタマイシン　104, 105
降圧薬（降圧剤）　82, 137, 149, 156
抗アレルギー薬（抗アレルギー剤）　145, 153, 165, 166
抗アンドローゲン作用　81
抗ウイルス作用　80, 81
抗うつ作用　80
抗うつ薬（抗うつ剤）　96, 137, 141, 142, 146-148
　　三環系──　104, 139
抗炎症剤　149
抗炎症作用　80, 81
抗潰瘍作用　80
高カリウム血症　143
高カルシウム血症　141
高カルシウム食品　83
抗癌剤　101, 119, 149
交感神経作動薬　80
抗凝血作用　102

177

索　引

抗凝血薬（抗凝血剤）　81, 83, 109, 147-149
抗菌剤　141
抗菌スペクトル　105
口腔内速溶性経口投与製剤　48
抗痙攣薬　81
高血圧症　34, 113
　──薬（──剤）　141-146, 166
抗血小板作用　80, 81
抗血小板薬（抗血小板剤）　81, 144
抗原性試験　64, 66
抗コリン薬　104
抗細菌作用　81
抗酸化作用　81
抗酸化食品　117
好酸球多増筋痛膜炎　77
高脂血症　34, 113
高脂血症剤　142
抗酒剤　147
抗腫瘍作用　81
甲状腺粉末　78
甲状腺ホルモン　142
抗真菌薬（抗真菌剤）　86, 149
硬　水　161
抗生物質　141, 142, 144, 148, 153, 154, 165, 170
　　アミノグリコシド系──　105, 143
　　セフェム系──　137
　　テトラサイクリン系──　95, 139, 141, 142, 156
光線過敏症　80
酵素　94
　　肝ミクロソーム系──　98
酵素阻害　52, 99
酵素誘導　51, 99
抗　体　168
　　──価　169
高タンパク食　113
紅　茶　83, 107, 144
抗てんかん薬（抗てんかん剤）　83, 141, 143, 144, 147, 149
後天性免疫不全症候群　70
効毒比　134
抗パーキンソン病薬　104

抗ヒスタミン薬（抗ヒスタミン剤）　86, 90, 92, 100, 104, 137, 141, 145, 165
抗不整脈薬　80
広防已（コウボウイ）　74
肛門座薬　139
コーヒー　83, 107, 108, 144, 152, 155
五行説　27
50%致死量　64
誤　治　25
骨粗しょう症　83
骨代謝改善薬　83
異なる作用部位における薬理学的相互作用　102
ゴナドトロピン放出ホルモン製剤　45
コバラミン　36
五　味　27
コリスチン　104
コルゲンコーワ　147
コルチコステロイド　81
コルチゾール　80
コルヒチン　163
コントミン　147
コントロール　149
コンプライアンスの改善　168

【さ　行】

催奇形性試験　64, 66
細菌壁の合成阻害　105
サイクリックAMP（cAMP）　94, 104
再現性　37
柴胡（サイコ）　74
最高血中濃度　58
　　──到達時間　58
柴胡桂枝乾姜湯（サイコケイシカンキョウトウ）　75
最小影響量　64
最小毒性量　64
細辛（サイシン）　74
柴朴湯（サイボクトウ）　75
催眠鎮静剤　149
催眠鎮痛剤　143, 146

催眠導入　77
　　──剤　153, 162
催眠薬（催眠剤）　137, 138, 147, 166
柴苓湯（サイレイトウ）　75
サイレース　149
ザイロリック　143, 144
酒　──▶アルコール
サツマイモ　109
作動薬　102
サフラ　142, 148
サフラジン
　　塩酸──　148
座　薬　43, 139, 154, 169
　　肛門──　139
作用点　94
作用部位　48, 94, 101
サリチル酸　100
　　──系　142
　　──塩誘導体　97
サリドマイド　69
　　──事件　69
サルブタモール
　　硫酸──　144
三環系抗うつ薬　104, 139
酸・苦・甘・辛・鹹　27
山梔子（サンシシ）　73
酸性薬物　101
ジアスターゼ　142
ジアゼパム　45, 98, 141, 147, 166
指　圧　116
シアナミド（シアナマイド）　147
地黄（ジオウ）　72
ジギタリス　80
　　──強心配糖体　80
　　──製剤　143
ジキトキシン　143
ジキニン　147
糸球体　53
　　──濾過　53, 54, 100
シクロスポリン　49, 79-83, 98
ジクロフェナク　98
シクロプロパン　104
シクロホスファミド　98

178

索　引

刺　激　102
　　——作用　102
試験物質群　34
ジゴキシン　80, 101, 143
ジゴシン　143
ジスルフィラム　147
自然免疫　169
実　25
　　——証　167
歯　痛　146
湿布薬　44
市販薬　153, 161
ジヒドロコデイン類
　　リン酸——　146
ジヒドロピリジン系カルシウム
　　107
　　——イオンチャネル遮断薬　107
ジフェンヒドラミン　106
シプロキサン　149
シプロフロキサシン　107
脂肪制限食　113
シメチジン　52, 98-100, 138, 141, 143, 144
ジメリン　142
シャーマン　122
弱塩基性薬　100
弱酸性薬　100
芍薬（シャクヤク）　75
芍薬甘草湯（シャクヤクカンゾウトウ）　75
車前子（シャゼンシ）　73
遮　断　102
　　——作用　102
　　——薬　102
臭化ブチルスコポラミン　96
宗教音楽　122
シュウ酸塩　107
就寝前　158
ジュース　152, 155, 161
重　曹　→炭酸水素ナトリウム
十二指腸　52
主作用　63, 86, 87
　　——の増強　88
朱砂蓮（シュシャレン）　74

出　産　139
受動拡散　100
受動的再吸収における相互作用　100
酒量抑制剤　147
脂溶性のクスリ　49
受容体　48, 94
証（しょう）　25, 26, 167
　　漢方の——　25
　　病人の——　25
　　薬方の——　25
症　医　30
生姜（ショウガ）　74
消化管
　　——運動調整薬　96
　　——運動を介した相互作用　96
　　——内における物理化学的相互作用　95
　　——の上皮細胞　92
消化剤　142
消化性潰瘍薬　141, 143, 161
消化性健胃薬　154, 171
消化性腸潰瘍　144
小核試験　65, 66
錠　剤　152, 156
　　——のコーティング　155
小柴胡湯（ショウサイコトウ）　74, 75
消失半減期　58
小　腸　50
小児用バファリン　146
生薬製剤　75
　　——による肝機能障害　75
生薬成分　163
常用量　18
初回通過効果　43, 50
食
　　——の医学的応用　31
　　——への関心　29
食　医　30
食　後　45, 158
食　事　113
食　性　28
食　前　46, 158
食直前　46

食　能　28
食　品　31, 138
　　栄養機能——　31
　　機能性——　29
　　特定保健用——　31
　　保健機能——　31
食品衛生法　31, 32
食　味　27, 28
食　間　46, 152, 158
食　効　30
徐放剤　42
シルデナフィル　78
辛夷清肺湯（シンイセイハイトウ）　75
腎機能　53
　　——低下　53
心機能興奮　104
鍼　灸　116, 117
神経毒性試験　64
尋骨風（ジンコツフウ）　74
人獣共通感染症　127
腎障害　72, 73
腎　臓　54
　　——疾患　34, 114
腎排泄能力　54
腎不全　34, 53, 113
新ルルA錠　146
膵　炎　113
水酸化アルミニウム　100
水酸化マグネシウム　100
膵臓疾患　113
水溶性のクスリ　49
頭　痛　153, 166
ステロイド　152, 153, 157, 167, 168
ストナC　146
ストレプトマイシン　104, 105
スピロノラクトン　89
スポーツドリンク　152, 153, 161, 167
炭焼き肉　144
スモン事件　69
スルフォフェナゾール　98
スルホナミド　100

179

索　引

スルホニル尿素系
　　——の経口糖尿病治療薬　98
スルホニル尿素（SU）剤　142
スローケー　143
生活習慣病　34, 113, 114
生活の質　29, 126
静菌作用　106
制酸剤
　　マグネシウムを含む——　141
精神安定剤　137, 145, 147, 149, 156
精神神経用剤　141, 146
製造承認　133
生体内移行　48
清肺湯（セイハイトウ）　75
生物学的利用率　43
青木香（セイモッコウ）　74
西洋医学　119, 120
西洋医薬　23, 167
西洋オトギリ草
　　→セントジョーンズワート
ゼスラン　145
舌下投与　43
摂取量　63
セパミット　143
セファレキシン　83
セファロスポリン　104, 106
セフェム系抗生剤　137
セルシン　141, 147, 149
セルテクト　145
セルパシル　145
セレナール　149
セレネース　147
セロトニン　80
　　——再取り込み阻害薬　80
繊維質　107
全身麻酔薬　104
ぜんそく薬　141, 143, 144, 156
セントジョーンズワート　79, 80
センナ　78
前立腺肥大症
　　良性——　81
造影剤　48
相互作用
　　医薬品との——　79

化学療法薬の——　105
吸収における——　95
異なる作用部位における薬理学的
　　——　102
受動的再吸収における——　100
消化管運動を介した——　96
消化管内における物理化学的
　　——　95
代謝における薬物——　99
同一作用部位付近での薬物
　　——　104
能動的分泌における——　101
排泄における——　100
物理化学的——　92
薬物　　86, 87, 90, 91, 93, 95, 97, 109
薬物代謝を促進する——　99
薬物代謝を抑制する——　99
薬物動態学的——　92
薬理学的——　93, 94
ソリブジン　69, 71, 72, 79, 86
ソルファ　145

【た 行】

ターゲティング　48
ダイアモックス　142
第Ⅰ相試験　68, 133
ダイエット食品　132
ダイオウ　107
大柴胡湯（ダイサイコトウ）　75
第Ⅲ相試験　68, 133
胎児　50, 149, 153, 163
代謝　40, 50, 51, 98, 134
　　——酵素　51, 52
　　——における薬物相互作用　99
　　——の個人差　51
　　——の人種差　51
代謝物　50, 53
　　活性——　52, 53
帯状疱疹治療薬　71
大棗（タイソウ）　74
代替医療　112, 116, 119, 120, 122
代替・補完医療　119
体内動態　55

第Ⅱ相試験　68, 133
ダイヤビニーズ　147
第Ⅳ相試験　68
タウリン　163
ダオニール　142, 146
タガメット　141, 143, 144
沢瀉（タクシャ）　73
多糖類関連化合物
　　活性化——　119
タバコ　149, 154, 156, 170
タリビット　141, 149
ダルメート　149
単回投与毒性試験　64, 66
炭酸カルシウム　100
炭酸水素ナトリウム　100, 101
炭酸脱水素酵素阻害薬　100
胆汁　52
単純盲検試験　68
男性ホルモン　81
胆石症　113
担体　49, 101
タンニン　107
胆嚢疾患　113
タンパク・コントロール食　113
タンパク質
　　——結合型　47
　　血漿——　47, 96, 97
　　——非結合型　47
タンパク制限食　113
チアジド系利尿薬（チアジド系
　　利尿剤）　80, 142, 143
チーズ　83, 108, 139, 148
チガソン　148
チクロビジン
　　塩酸——　144
治験　133
　　——薬　133
致死率　67
チトクローム　36
　　——P450　80, 98
茶　→緑茶
チュアブル錠　155
中国医学　116
注射　41

索　引

筋肉内―― 41
皮下―― 41
注射薬 41
中枢神経機能 106
中枢神経抑制作用 83
中枢神経抑制薬（中枢神経抑制剤）83, 145
中和剤投与 135
聴覚 143
腸肝循環 52
張仲景 74
腸溶剤 42
直腸内投与 43
チョコレート 108
チラミン 83, 108
　――含有食品 139, 147, 148
治療食 112-115
鎮痙剤 141, 145
鎮静剤 145
鎮静作用 80
鎮咳剤 146
鎮痛薬（鎮痛剤）
　解熱性―― 142, 147, 149, 153, 154, 156, 161, 166, 169
追跡可能性 77
痛覚
　下行性――抑制系 91
　求心性――伝導路 91
痛風薬 142-144, 146
ツボクラリン 104
低アルブミン血漿 47
低カリウム血症 75, 80, 89, 108
低血圧 106
　起立性―― 143
低血糖 104, 136, 142, 143
テオドール 141, 143, 144
テオフィリン 80, 83, 98, 104, 137, 141, 143, 144, 156
テオロング 141, 143, 144
デキサメタゾン 78, 98
テグレトール 149
デスモプレシン 45
鉄剤 83, 107, 138
テトラサイクリン 45, 80, 83, 105-107, 148
　――系の抗生物質 95, 139, 141, 142, 156
テノーミン 142-144
デパケン 149
デパス 149
デボシン 142
テルフェナジン 82, 107, 108
点眼薬 44
点耳薬 45
天仙藤（テンセントウ）74
点鼻薬 45
貼付剤 44
同一作用部位付近での薬物相互作用 104
当帰（トウキ）72
糖質コルチコイド 80, 167
糖尿病 34, 113
　経口――薬 97, 136
　――薬 142, 143, 146
同病異治 24, 167
動物 112, 124
　――介護療法 126
　――介在活動 126
　――疾患モデル 33, 34
　――実験 132
動脈硬化症 113
投与量 63
ドキシサイクリン 45
ドキソルビシン 49
特殊毒性試験 64, 66
毒性試験 64
　亜急性―― 64
　一般―― 64
　急性―― 64
　神経―― 64
　単回投与―― 64
　特殊―― 64
　反復投与―― 64
　慢性―― 64
特定保健用食品 31, 33, 35, 118
毒物代謝 134
特別食 115
トクホ 31, 32, 35

　――の審査 33
ドパミン 109
　脳内―― 89
トフラニール 141, 146, 147
トブラマイシン 104
トマト 108
トランキライザー 83, 141
トランスポーター → 担体
トリアゾラム 82, 98
トリカブト 159
トリプトファン 77
鶏レバー 108, 148
ドリンク剤 153, 163
トルブタミド 83, 98, 142, 146, 147
トレーサビリティ 77
トローチ 153, 166
トロンビン 102
頓服 47
頓用 47

【な 行】

ナイスタチン 105
長与専斎（ながよせんさい）18
ナシ 109
ナチュラル・キラー細胞 119
納豆 108, 138, 148
ナトリウム塩 167
ナファリン 45
ナリンゲニン 98
ナロキソン 90, 91
軟膏薬（軟膏剤）44, 152, 157
ニコチン 154, 170
　――酸 142
　――受容体遮断作用 104
28日間反復投与毒性試験 66
二重盲検法 34, 68
ニシン 148
ニソルジピン 83
ニトログリセリン 43, 106
ニフェジピン 98, 99
ニポラジン 145
日本音楽療法学会 124
日本薬局方 18, 19

181

索　引

ニューキノロン系　141
乳製品　106, 138
入　浴　153, 166
尿細管腔　53
尿細管再吸収　53, 54, 100
尿細管分泌　53, 54, 100
尿酸排泄　146
尿中排泄　53
尿のpH　100
尿路結石　163
認可後の評価　134
人参（ニンジン）　74, 81
妊娠初期　139
妊　婦　153, 163
ネオマイシン　104
ネオレスタミン　141
猫（ペット）　124, 125
ノアルデンD　142
脳血管疾患　34
脳血管障害薬　144
脳梗塞　166
濃厚ブロチンコデイン液　146
脳循環機能障害　81
能動的分泌における相互作用　101
能動輸送　100
脳内ドパミン　89
脳毛細血管の内皮細胞の密着構造　49
ノコギリヤシ　81
ノックビン　147
飲み合わせ　135-137
ノルフロキサシン　107

【は　行】

肺　炎
　間質性――　75
パーキンソン病　83, 88, 89
ハーブ　79-81
バイオアベイラビリティ　43, 57
バイキング形式　29
排　泄　40, 53, 134
　尿中――　53
　――における相互作用　100
白衣高血圧　164

バクシダール　149
白せん症治療剤　147, 148
発癌性試験　64, 66
馬兜鈴（バトレイ）　74
　――酸　73, 74
バナナ　108, 148
バナルジン　144
バファリン　142, 146, 149
　――A　146
パブロンS　146
バランス　149
ハルシオン　149
バルビタール　143, 146, 147
バルビツール酸誘導体　143, 145, 146
ハロタン　104
ハロペリドール　106, 107, 147
パンカルG　142
半夏（ハンゲ）　74
半夏瀉心湯（ハンゲシャシントウ）　75
バンコマイシン　105
繁殖毒性試験　64, 66
パンシロンG　145
板東浩　122
反復投与毒性試験　64
ビール　148
皮下注射　41
非加熱血液製剤　70
光過敏症　80
ビグアナイド（BG）剤　142
非結合型　47
ヒスタミン　165
　――2型拮抗薬
　　　→H2ブロッカー
ヒスチジン　147
ヒスロン　149
ピタゴラス　122
ビタミンA　149, 163
ビタミンB群　163
ビタミンB1誘導体　163
ビタミンB6　109
　――含有食品　83
ビタミンC　163

ビタミンD　163
ビタミンK　83, 108, 109, 138
　――含有食品　83
ヒト試験　34, 66
ヒト免疫不全ウイルス　70
ヒトラー，アドルフ　122
ヒドロキシルコバラミン　36
ヒドロクロロチアジド　78
肥満症　113
ヒメマツタケ　119
日焼け　152, 157
病院食　112, 115
病原性大腸菌O-157　76
病人食　29, 30
病人の証　25
ピリドキシン　→ビタミンB6
非臨床試験　132
ビンクリスチン　49
不安緩解作用　80
部　位　92
ブースター効果　169
フェナセチン　98, 107
フェニトイン　83, 98, 141, 144, 147
フェニルブタゾン　101
フェネルジン　81
フェノチアジン　146
　――系向精神薬　92, 104
フェノバール　143, 147, 149
フェノバルビタール　51, 98, 100, 101, 147
フェロビジン　82, 83
不確実性係数　64
不活性化　50, 51
副作用　63, 86, 87
　――の軽減　89, 105
副　腎　167
副腎皮質ホルモン　142
　――様作用　80
服用時間　28
副流煙　154, 170
ブスコパン　141
ブスコパンA錠　145
不整脈　80

182

索　引

――薬　146
豚　肉　109
ブチルスコポラミン
　臭化――　96
普通食　112, 115
復帰突然変異試験　64
物理化学的相互作用　92
ブラジキニン　162
プラセボ群　33
プラトン　122
フラノクマリン誘導体　82
フルイトラン　142, 143
フルシンF　147, 148
フルフェナジン　107
フルボキサミン　98
フルマーク　141
プロカインアミド　80, 104
プロカテロール
　塩酸――　144
プロゲストン　149
プロスタグランジン　162
フロセミド　78, 80, 142
プロタノールS　144
プロチンコデイン
　濃厚――液　146
ブロッコリー　83, 108, 109
プロドラッグ　52
プロプラノロール　98, 156
プロベネシド（プロベネミド）
　101, 142, 146
プロベラ　149
プロポリス　119
分　布　40, 47, 92, 134
分布容積　57, 58
ベーコン　109
ヘキストラチノン　142
ペット　124, 127
ベトネランチラージンS　142
ペニシリン　101, 105, 106
ベネシッド　142, 146
ベネトリン　144
ベノジール　149
ヘパリン　92
ヘモグロビン　36

ベラパミル　98, 101, 106
　塩酸――　144
ペリアクチン　145
ベルジピン　143
ヘルペスウイルス　71
変異原性試験　64, 66
ベンザエース　146, 147
ベンザミド系消化器機能異常治療剤
　96
ベンザリン　149
偏頭痛治療剤　149
ベンズピレン　170
ベンゾジアゼピン系薬物　106
便　秘　96
崩　壊　42
放射線治療　119
方証相対　25
ホウレンソウ　83, 107-109
補完医療　119
保健機能食品　31
　――制度　118
ホスホジエステラーゼ　104
　――阻害剤　94
ポポンS　142
ポララミン　141, 145
ホリゾン　141, 147
ポリフェノール　16
ポリミキシンB　104
ホルモン剤　149
ホルモン類　142
ポンシルFP　147, 148

【ま　行】

マーロックス　141
マイタケ　119
マイナートランキライザー　45
マイレン酸クロルフェニラミン　141
麻黄（マオウ）　159
マグネシウム　95, 100
　――イオン　106
　――塩　165
　――を含む制酸剤　141
マグロ　109, 147
麻酔剤　145

末梢循環障害による間欠性跛行
　81
豆　類　109
慢性関節炎　34
慢性毒性試験　64, 66
ミオパシー　75
ミクロゾームエタノール酸化酵
　素（MEOS）　137, 138
み　そ　108
密封療法　44
ミトコンドリア
　――と脳機能　36, 37
ミネラルウォーター　106, 160
ミノマイシン　141, 142, 148
未病治療　30
ミルク　164
無影響量　64
ムスカリン受容体　96, 104
無毒性量　64
メイラックス　149
メキタジンマレイン酸クロルフ
　ェニラミン塩酸シプロヘプタジ
　ン　145
芽キャベツ　107, 109
メシマコブ　119
メトクロプラミド　96
メトホルミン
　塩酸――　142
メプチン　144
メマツヨイグサ　81
免疫賦活作用　81, 118
免疫賦活食品　117
免疫抑制薬（免疫抑制剤）　81,
　101
瞑　眩　25
毛細血管内皮細胞　92
木通（モクツウ）　72, 74
モノアミンオキシダーゼ酵素
　108
モノアミンオキシダーゼ阻害作
　用　80
モノアミンオキシダーゼ阻害薬
　81, 83
モルヒネ　24, 90, 91, 96

索　引

――受容体　90, 91
門　脈　52, 134

【や　行】

薬　害　69
　　――エイズ事件　70
薬事法　18, 21, 132
薬　性　28
薬　能　28
薬物相互作用　86, 87, 90, 91, 93, 95, 97, 109
　　代謝過程における――　99
　　同一作用部位付近での――　104
薬物送達システム　48
薬物送達法　48
薬物代謝
　　――酵素　50, 83, 107
　　――を促進する相互作用　99
　　――を抑制する相互作用　99
薬物動態　54, 55, 57, 68, 168
　　――学的相互作用　92
　　――試験　66
　　――パラメーター　57, 58
薬方の証　25
薬　味　27, 28
薬用量　168
薬理学的相互作用　93, 94
　　異なる作用部位における――　102
薬理作用　23
薬　効　63
ユアS　146
有害作用　63
有機アニオン輸送系　101
有機カチオン輸送系　101
有効血中濃度　55, 56
遊離型　47, 48
　　――薬物　96, 97
　　――薬物濃度　97
優良実験所基準　66
ユーロジン　149
ユベラN　142
ヨーグルト　108, 139
予知医学　38

予備軍での試験　33
予防医療　38
予防接種　153, 154, 166, 168
四座配位子ポルフィリン系母核　36

【ら　行】

ラシックス　142, 143
ラスチノン　146, 147
ラニチジン　138
卵胞ホルモン　142
リーゼ　149
リウマチ　146
リドカイン　98
利尿薬（利尿剤）　137, 142
　　カリウム保持性の――　89
　　チアジド系――　80, 142, 143
　　ループ系――　80, 81
リハビリテーション　123
リファンピシン　51, 98, 99
リボトリール　149
硫酸インジナビル　80
硫酸サルブタモール　144
竜胆（リュウタン）　73
龍胆瀉肝湯（リュウタンシャカントウ）　72
良性前立腺肥大症　81
緑　茶　83, 108, 138
リン酸ジヒドロコデイン類　146
臨床試験　68, 133
臨床調理師　29, 30, 116
リンデロン　142
リンホカイン・アクティベイティッド・キラー細胞　119
涙嚢部　44
ループ利尿薬（ループ利尿剤）　80, 81, 89, 143
ル　ル　147
レセルピン　80
　　――系製剤　145
レニベース　143, 149
レバー（食品としての肝臓）　108
　　牛の――　109
　　鶏の――　108, 148

レボドパ　83, 88, 89, 109
　　――脱炭酸酵素　88
ロートエキス　145

【わ　行】

ワイン　83, 148
ワクチン類　149
ワセリン　157
ワソラン　144
ワルファリン（ワーファリン）　83, 96, 97, 98, 99, 100, 102, 107, 108, 137, 138, 141, 142, 146, 147, 148, 149
　　――カリウム　83

【数　字】

1型アレルギー　165
1日許容摂取量　63, 64
1年間反復投与毒性試験　66
5-フルオロウラシル　71, 86
10-nitro-phenanthrene-1-acids　73
28日間反復投与毒性試験　66
50%致死量　64
90日間反復投与毒性試験　66

【欧　文】

AAA　→アニマル・アシステッド・アクティビティー
AAT　→アニマル・アシステッド・セラピー
absorption　91　→吸収
ACE（angiotensin-converting enzyme）阻害剤　143
action site　→部位
ADH　→アルコール脱水素酵素
ADI（Acceptable Daily Intake）　63, 64
ADP（アデノシン2燐酸）　36
agonist　102
AHCC（活性化多糖類関連化合物）　119

索　引

AIDS（Acquired Immuno Deficiency Syndrome）　70
Alternative Medicine　→代替医療
Amesテスト　64, 66
Animal Assisted Activity　→アニマル・アシステッド・アクティビティー
Animal Assisted Therapy　→アニマル・アシステッド・セラピー
antagonism　90
antagonist　102
ATP（アデノシン3燐酸）　36
AUC（Area Under Curve）　56-58
BG剤　→ビグアナイド剤
BSE（Bovine Spongiform Encephalophy）　76
C型肝炎　74
cAMP　94　→サイクリックAMP
CL（クリアランス）　58
CLP（環状重合乳酸）　119
C_{max}　58
Complimentary Medicine　119
CYP（cytochrome P450の頭文字）　98, 100
CYP1A2　98
CYP2B6　98
CYP2C8　98, 100
CYP2C9　98
CYP3A4　79, 98, 99, 108
DDS（Drug Delivery System）　48
distribution　92　→分布
dose-response　63
drug interaction　86
Echinacea Augustifolia　81
enzyme induction　→酵素誘導
Evening primrose　81
excrition　→排泄
Ginkgo　81
Ginseng　81
GLP（Good Laboratory Practice）　66
H2ブロッカー　138, 141, 143, 144, 154, 171
HACCP（Hazard Analysis and Critical Control Points）　77
HIV（Human Immunodeficiency Virus）　70
hypericin　80
hypericum　80
IgG　168
K剤　143
LAK細胞　119
LD_{50}　64, 67
Licorice　→甘草（カンゾウ）
LOAEL（Lowest Observed Adverse Effect Level）　64
LOEL（Lowest Observed Effect Level）　64
MAO（monoamine oxidase inhibitor）阻害剤　142
MEOS　→ミクロゾームエタノール酸化酵素
metabolism　→代謝
NK（natural killer）細胞　119
NOAEL（Non-Observed Adverse Effect Level）　64
NOEL（Non-Observed Effect Level）　64
O-157　76
OTC（over the counter）　131
ODT（occlusive dressing therapy）　44
P糖タンパク質　49, 101
PL（商品名）　142
QOL（Quality of Life）　→生活の質
Safety Factor　64
Saw Palmetto　81
SMON（Subacute Myelo-Optico-Neuropathy）　69
St. Johns Wort　→セントジョーンズワート
SU剤　→スルホニル尿素剤
synergism　90
Tリンパ球　70
$t_{1/2}$　58
Therapeutic Drug Monitoring:
TDM　55
T_{max}　58
UF（Uncertainty Factor）　64
Vd　58
α-アドレナリン作動性遮断薬　81
αグルコシターゼ　142
　――阻害剤　142
α-メチルドパ　145
β受容体　102
　――作動薬　94
βブロッカー　141-144, 146

185

クスリのことがわかる本
クスリを扱う人のための医薬品応用学

2004年 4月1日　初版第1刷 ©
2005年 4月1日　初版第2刷

編著者　渡辺泰雄
　　　　梅垣敬三
　　　　山田静雄
発行者　上條　宰
発行所　株式会社 **地人書館**
　　　　〒162-0835 東京都新宿区中町15
　　　　電話　03-3235-4422　FAX 03-3235-8984
　　　　URL　http://www.chijinshokan.co.jp
　　　　e-mail　chijinshokan@nifty.com
　　　　郵便振替口座　00160-6-1532
印刷所　モリモト印刷
製本所　イマヰ製本

Printed in Japan.
ISBN4-8052-0742-6　C3047

JCLS　〈㈱日本著作出版権管理システム委託出版物〉
本書の無断複写は著作権法上での例外を除き禁じられています。複写される場合は、その都度事前に㈱日本著作出版権管理システム（電話 03-3817-5670、FAX 03-3815-8199）の許諾を得てください。

地人書館既刊図書案内

外来種ハンドブック
日本生態学会編/村上興正・鷲谷いづみ監修/Ｂ５判/412頁/本体4000円

生物多様性を脅かす最大の要因として外来種の侵入は今や全地球的な問題となっている。本書は日本における外来種問題の現状と課題、法制度に向けての提案をまとめた初の総合的ハンドブック。140以上の種別事例と21の地域事例を網羅し、外来種リストには約2300種を収載した。

ぼくらの自然観察会
植原彰著/四六判/224頁/本体1500円

「何か一工夫」をモットーに、参加者と自然の素晴らしさを発見していく自然観察会を精力的に実施している著者が、楽しい観察会の実例を多数紹介する。自然のことはあまり知らないけど、観察会を開いてみたい、自然の中で知的に遊びたいという人のための役立つノウハウ。

学校で自然かんさつ
植原彰著/四六判/296頁/本体1650円

学校での自然観察を進める著者が、実践の様子、観察の仕方の工夫、採集・飼育の考え方、校庭改造の指針などを示す。環境教育の必要性を感じながらも、クラスの人数が多い、いい観察地を知らない、自分も自然を知らないなどと悩んでいる先生にお勧め。「まず行動する」ための本。

野生動物問題
羽山伸一著/四六判/254頁/本体2200円

「都心（東京都港区）に現れたサル」や「観光地での餌付けザル」、「クジラの捕獲」など、最近話題となった野生動物と人間をめぐる様々な問題を取り上げ、社会や研究者がとった対応を検証しつつ、人間との共存に向け、問題の理解や解決に必要な知識を示した。

サクラソウの目
鷲谷いづみ著/四六判/240頁/本体2000円

環境庁発表の植物版レッドリストに絶滅危惧種として掲げられているサクラソウを主人公に、野草の暮らしぶりや虫や鳥とのつながりを生き生きと描き出し、野の花の窮状とそれらを絶滅から救い出すための方法を考える。保全生態学の入門書として最適。

上記の本体価格には消費税は含まれておりません。

地人書館既刊図書案内

地球が熱くなる
J.グリビン著/山越幸江訳/四六判/416頁/本体3000円

今、地球に何が起ころうとしているのか。本当に地球の平均気温は上昇しているのか。どんな証拠があるのか。何が「自然」な状態なのか。今後どういう状況が予想されるのか。さまざまな考え方、見方を紹介しながら、読者自身の判断材料と、著者の見解を明らかにする。

オゾン層が消えた
J.グリビン著/加藤珪訳/四六判/248頁/本体1500円

フロンガスが成層圏のオゾンを破壊することは1970年代初めから予測されていた。しかし1980年代の南極のオゾンホールを予知した科学者はいなかった。本書は1970年代アメリカの「スプレー缶戦争」当時からフロンによるオゾン層破壊に取り組んできた科学者たちの姿と地球への影響を議論する。

オゾン・クライシス
S.ローン著/加藤珪・深瀬正子・鈴木圭子訳/四六判/496頁/本体2718円

ローランドとモリーナという二人の化学者がフロンによるオゾン層破壊の仕組みを発見したのは1974年のことだった。彼らはただちにその研究結果を公表して世界に注意を喚起した。しかし、世界が彼らの言うことを本気で考えるようになったのは10年以上もたってからのことだった。

ルポ・日本の生物多様性
平田剛士著/四六判/232頁/本体1800円

改修工事で直線化した河川を再び蛇行させる試み、野生動物と人間の共存のためのワイルドライフマネジメントなど、過去に損なわれた自然環境を取り戻すべく方向転換が始まっている。本書は、日本各地での自然環境保全と復元を目指す活動をレポートし、今後の日本での取り組み方を提言する。

トゲウオ、出会いのエソロジー
森誠一著/四六判/224頁/本体2300円

トゲウオに魅せられて研究者となった著者は、ひたすら観察を積み重ね、その分布や生活史、生態、繁殖行動などを明らかにしてきた。本書はその総まとめであると同時に、生息環境の悪化により減少の一途を辿るトゲウオ類の喘ぎ声に何とか応えようと、地域とともに実践してきた保護活動について熱く語る。

上記の本体価格には消費税は含まれておりません。

恐竜の力学
R.M.アレクサンダー著/坂本憲一訳/Ａ５判/224頁/本体2330円

恐竜に関する書物はたくさんあるが、本書に類するものは少ない。著者は物理学と工学の方法を用いて、今は死に絶えた動物たちがどのように暮らし、動き得たかを解明しようとした。エンジニアが機械や乗り物について考えるのと同じやり方で、恐竜がいかに活動し得たかを探ったのである。

恐竜の私生活
福田芳生著/新書判/256頁/本体1400円

恐竜化石から骨細胞を発見するなど電子顕微鏡による「ミクロの恐竜学」を確立した著者が、中生代の恐竜たちの日常行動を、独自の想像力を駆使して、あたかも"見てきた"かのように語る。ティラノサウルスの周囲には、その汚れた皮膚にまとわりつくハエたちが黒い雲のごとく飛び回っていたという。

帰ってきたカワセミ
矢野亮著/Ａ５判/176頁/本体1800円

大都会の小さな森「自然教育園」にやってきたカワセミに魅せられ、8年間にわたって観察を続けた著者の奮闘の記録。エサ不足の都心でしたたかに生きる都会派カワセミは、雛のためにどこからか金魚(!)を運んでくるという。順調にいった子育ても巣立ちの朝に意外な結末を迎える。

チンパンジーの森へ
J.グドール著/庄司絵理子訳/松沢哲郎解説/四六判/208頁/本体1500円

人間に最も近い動物と言われるチンパンジーの野外研究は、1960年にジェーン・グドールによってアフリカで始められた。本書は、ただ動物が好きだというだけで、研究のための特別な訓練を受けてはいないグドールが、それまでの動物生態学の常識を覆す様々な発見をするまでの自伝的エッセイ。

森林──日本文化としての
菅原聰編/Ａ５判/308頁/本体3000円

「森林は単なる自然ではなく、それぞれの風土の中で長い時間をかけて、人間と自然との共同によって創り上げてきた『文化的遺産』である」という視点から選び出した13カ所の森林を、その生態や歴史、役割、土地の人々との関わり合いなど様々な角度から見つめ、新しい森林文化論の構築を試みる。

上記の本体価格には消費税は含まれておりません.

地人書館既刊図書案内

軌道決定の原理
長沢工著/Ａ５判/248頁/本体2500円
彗星や小惑星の軌道決定にはガウスの時代から様々な方法が考えられているが、そのアルゴリズムが複雑なため、入門者には理解しにくい場合が多い。本書で著者は、高性能になったパソコンの使用を前提として、多少計算量が増えても軌道決定までの道筋が明解な方法を提案し、計算例を示して解説する。

日の出・日の入りの計算
長沢工著/Ａ５判/168頁/本体1500円
日の出・日の入りの計算は、球面上で定義された座標を使わなければならないことと、計算を何度も繰り返しながら真の値に近づいていくという逐次近似法のためにわかりにくい。本書は、天文計算の基本である天体の出没時刻の計算を、その原理から具体的方法まで、ていねいな解説を試みた。

銀河の育ち方
谷口義明著/Ａ５判/160頁/本体2400円
銀河はいつどのようにして生まれたのだろうか？　銀河誕生の秘密や育ってきた歴史を知ることは、宇宙の進化を理解することにつながるが、銀河についてはまだまだわからないことが多い。本書では、銀河の生い立ちと成長過程を解き明かそうとする最新の研究を、未知の領域を含めわかりやすく紹介する。

火山とクレーターを旅する
白尾元理著/四六判/232頁/本体1500円
写真では表現できない溶岩の熱、地震動、刺激臭、オーロラの激しい動き、全天を覆う流星雨、それらを前にしての不安や期待感、様々な人との出会い……。1989年から2001年まで著者が訪ね歩いた世界各地の隕石孔、火山、天体撮影の旅が生き生きと綴られている。

火山に魅せられた男たち
D.トンプソン著/山越幸江訳/四六判/440頁/本体2400円
1980年のセントヘレンズ山大噴火は米国地質調査所の研究者にまたとない研究材料を提供した。彼らは火山に寝泊まりし、火口に接近し、岩石を掘り、地震記録計を見張った。過去の大噴火年代を特定し、噴火予知技術も開発されていった。この経験は1991年のピナツボ山噴火の際に実際に役立つことになった。

上記の本体価格には消費税は含まれておりません。

キノコを科学する
檜垣宮都監修/江口文陽・渡辺泰雄編著/Ａ５判/216頁/本体2400円
人々の健康指向を背景に"驚異のキノコ"アガリクスは大きな注目を集めている。しかし本当に効くのだろうか？ そもそもキノコとはどんな生物なのだろうか？ その真の姿を理解し「アガリクス」ブームの真実を見極めるためには、野生キノコの性質やその栽培技術、科学的研究の過程を知る必要がある。

生命と環境の科学
江口文陽・檜垣宮都・渡辺泰雄編著/Ｂ５判/216頁/本体2800円
我々の日常生活に結びつきの深い話題を取り上げて、生命と環境の関わりを応用科学の立場から解説した大学・専門学校生向けのテキスト。細胞工学の基礎から、その応用としてのキノコの生産工学を紹介し、さらに、生活習慣病や免疫疾患、地球環境科学まで、生命と環境の相互作用を具体的に考える。

生活環境論
江口文陽・尾形圭子・須藤賢一編著/Ａ５判/192頁/本体2000円
高度に技術化された現代社会における人間生活の様々な問題は、広い意味の環境問題として統一的視点から検討する必要がある。本書では地球環境問題をはじめ、農業・林業から、病気と健康、食品、都市環境、家庭環境まで、具体的な事例をもとに既成の学問体系の枠を超えた形で問題解決の手がかりを探す。

分子モデリング
H.-D.ヘルツェ・G.フォルカース著/江崎俊之訳/Ａ５判/256頁/本体8400円
本書の目的は、分子のモデルを作る理論的計算や3次元的な映像化と操作が、単に分子を眺め、その美しい写真を撮るだけでなく、薬物作用のような分子的相互作用に対して、新しいアイデアと信頼に足る作業仮説を得るために、いろいろな場面で実際に活用できることを示すことにある。

化学者のための薬理学
J.G.キャノン著/江崎俊之訳/Ａ５判/384頁/本体5600円
医薬品化学の研究には化学の専門知識と生物学・薬理学を融和させなければならない。医薬品化学においては、薬理学の一側面、とくに物理化学的側面、分子レベルでの作用機序および代謝を明らかにすることが重要である。本書では化学を土台とし、生理学や解剖学の初歩と薬理学の実用的知識を解説する。